LA HERMANA DE MI ESPOSA

JACK HARRY

1

Leon Greifenstein bajó la mano con la bebida y se quedó mirando el cuerpo esbelto de su esposa. Ella se paró frente a él, ambas manos provocativamente en sus caderas.

León se sentó en un sillón. Las caderas de Isabel estaban al nivel de los ojos. Observó con fascinación cómo su esposa hábilmente movía la parte inferior de su cuerpo.

"¡Cariño!" finalmente jadeó sin aliento. "¡Te follaré hasta que estés sobre tus manos y rodillas frente a mí, gritando por más!"

Isabel sonrió y sacudió su espesa y brillante melena de cabello. Era una belleza extraordinaria. Los ojos oscuros estaban ligeramente inclinados sobre los pómulos altos. Las fosas nasales ligeramente temblorosas aumentaron la impresión sensual. La boca mostraba labios carnosos pintados de rojo brillante. El rojo estaba subrayado e intensificado por el cabello negro que fluía suelto alrededor de la cara en un contraste efectivo. La piel era blanca y suave, como la porcelana fina.

En ese momento Isabel estaba muy emocionada, como no lo había estado en mucho tiempo. Sintió la fina tela de sus bragas pegándose a los labios de su vagina.

"Hm..." dijo y lentamente, casi voluptuosamente, estiró sus caderas hacia adelante.

Isabel todavía estaba vestida, pero se notaba que encontraba esta situación inquietante.

"Cuéntame un poco más, quiero escuchar cómo me follas", susurró lascivamente mientras Leon apagaba la luz junto al sillón.

"¡Usaré mi polla para hacerte chillar de placer y balbucear palabras calientes y lascivas!"

Un escalofrío de lujuria incipiente recorrió el cuerpo de la mujer. Le sonrió a su marido y mantuvo la boca ligeramente abierta.

Le encantaba cuando él hablaba de una manera tan grosera y vulgar. En el fondo siempre se sintió de alguna manera frívola y viciosa.

¡vicioso!

Esta repentina realización dominó sus pensamientos a partir de ahora.

León era un hombre de naturaleza inquieta y salvaje. Llevaban casados cinco años y, como ocurre con la mayoría de las parejas casadas, se habían acostumbrado el uno al otro.

El gran amor, con toda su excitación, se había aplanado; su vida tomó ahora un curso cómodo pero algo aburrido.

Leon era piloto de helicóptero en el servicio de rescate suizo Rega. Actualmente estaba estacionado en la Base 10 en Wilderswil, haciendo un trabajo vertiginoso rescatando víctimas en los Alpes berneses. León era muy popular entre sus compañeros de trabajo y pasaba mucho tiempo con ellos incluso después del trabajo.

Isabel tenía que ocuparse de la casa y trabajaba a tiempo parcial en el departamento de construcción de Interlaken. No es que hayan traído el dinero. No, Leon ganaba muy bien como piloto de helicóptero, pero al menos Isabel tenía algo que hacer cuando Leon estaba en una misión de rescate o estaba fuera con su familia.

Leon era en realidad un hombre majestuoso, su encanto algo tosco era muy atractivo para las mujeres. Isabel había visto a otras mujeres insinuarlo en secreto, pero hasta ahora nunca se le había ocurrido preocuparse de que León algún día pudiera dejarla o engañarla.

Desde que se acostaron juntos por primera vez, ella había sido su esclava sexual. Al comienzo de su matrimonio, Leon lo había hecho con un desenfreno aterrador con su joven esposa, estaba hambriento de su amor y no podía tener suficiente de su delicado cuerpo. Isabel disfrutaba de su ternura, se beneficiaba de su experiencia y siempre estaba dispuesta a jugar sus juegos.

Pero con los años, las experiencias sexuales compartidas se volvieron cada vez menos. Los dos habían estado casados por mucho tiempo y comenzaban a sentir los efectos del aburrimiento.

Cada vez más, Isabel tenía la sensación de estar completamente desprovista de encantos femeninos. Sí, casi sentía que significaba poco o nada para su esposo.

León siempre esperaba que su comida estuviera en la mesa a tiempo , aunque su horario de trabajo irregular significaba que rara vez llegaba a casa a la hora prometida.

Pasaba casi todas las tardes frente al televisor, viendo todas las retransmisiones de fútbol imaginables, o simplemente se quedaba dormido en su sillón.

¡Pero Isabel sabía que tal estado no podía durar mucho!

Leon era demasiado impulsivo para comportarse así durante largos períodos de tiempo. Tarde o temprano explotaría y gritaría su descontento.

2

___

Y así fue.

"¡Señor! ¡Pronto me ahogaré con el aburrimiento!" León gruñó.

Eso había sido hacía media hora, antes de que Isabel se parara frente a él en esa pose provocativa, con las manos en las caderas y la pelvis protuberante de manera tentadora.

"Hm..." murmuró de nuevo, girando sus caderas. Y con los párpados entrecerrados miró a su marido. "¡Dilo otra vez!"

Leon tomó un sorbo de su whisky con soda. Sintió el whisky ardiente corriendo por su garganta. El alcohol fue directo a su sangre.

León ya no tenía dudas. Él también estaba más excitado sexualmente de lo que había estado en mucho tiempo.

¿Y su esposa? ¡A ella también le pareció !

Isabel ahora se movía como una bailarina de danza del vientre cerca de la cara de León. León no había visto a su esposa tan seductora y vivaz en mucho tiempo.

Le sonrió a Isabel. "Dije que vamos a follar, cariño", repitió la sugerencia que acababa de hacer. "¡Vamos a follar y probar nuevas posiciones atrevidas! ¡Posiciones emocionantes!"

Un gemido bajo y voluptuoso escapó de sus labios.

cielos... si! ¡Quería probarlo todo!

Cerró los ojos, ya imaginando todo tipo de posiciones lujuriosas en su mente. Detrás de su frente, sus pensamientos corrían y se precipitaban.

Isabel se agachó con una mano, tomó el vaso de la mano de su marido y se permitió un fuerte trago. Vació el vaso casi hasta la mitad.

La canción "Lips Are Movin'" de Meghan Trainor salió de la radio.

Isabel ya no pudo ocultar su emoción. Leon observó atentamente mientras su esposa bebía el whisky. En voz baja, continuó: "¡Vamos a hacer algunas cosas increíbles y salvajes! ¿Te apetece?".

"Sí... oh sí. ¡Por supuesto!" Isabel le aseguró ansiosamente. Se inclinó un poco hacia atrás y estiró ambos brazos hacia atrás, de modo que sus amplios senos se tensaron debajo del sostén. Sus dedos palparon la espalda, encontraron la cremallera y la desabrocharon. Dejó que el vestido cayera suelto sobre sus hombros. .

León siguió hablando en voz baja e insinuante a su esposa. Su tono solo aumentó el estado de ánimo sexualmente excitado de Isabel.

"Vamos a follar en el auto. Vamos a ir al autocine en Thun y follar allí mientras estamos rodeados de gente".

¡Mierda!

Esa palabra electrizó el cuerpo de Isabel. Se sintió cada vez más húmeda y resbaladiza, el resbalón succionado entre sus labios.

Isabel dejó que su vestido se deslizara lentamente por un hombro, revelando una piel blanca como la nieve. La portadora del sostén ceñido había dejado marcas.

¡Sí, le gustaba cuando Leon hablaba tan vulgarmente! Esto la calentó y le hizo bombear la sangre.

"¡Vamos a estar desnudos y follar en el auto!" León continuó. "¡Y tal vez la gente nos mire! ¡Los extraños deberían poder admirar tus tetas desnudas y tu coño mojado a través de las ventanas!

Ahora Isabel dejó que el vestido se deslizara por el otro hombro también. La suave tela se deslizó silenciosamente hasta la cintura.

Ahora se veían los pechos grandes y redondos que amenazaban con reventar el ajustado sostén. Leon vio las bolas abultadas de carne derramarse sobre los bordes del sostén, profundizando la ya generosa hendidura entre ellos. Esta vista hizo que Leon pareciera aún más deseable para su esposa.

Sintió su pene contraerse en sus pantalones. Con el mismo tono tranquilo, casi hipnótico, León continuó: "Vamos a ir al cine de Gabriel y follar en la última fila".

"¡Oh... qué maravilloso! ¡Adelante!" Isabel gimió voluptuosamente.

"¡Y me vas a hacer una mamada allí mientras pasan la película! Te vas a arrodillar en el suelo entre las filas de asientos... justo entre mis piernas... y luego me vas a chupar la polla". !"

Nuevamente, un fuerte gemido salió de los labios de la esposa cachonda.

Isabel enganchó ambos pulgares en su vestido, y mientras lo deslizaba lentamente sobre su culo apretado, movió sus caderas aún más provocativamente.

El vestido cayó al suelo a sus pies.

Ahora Isabel solo vestía brasier, braguitas, liguero y medias de nailon. Hábilmente se quitó los zapatos de los pies. Sus pechos llenos y maduros se balanceaban adelante y atrás. Los rollizos hemisferios parecían saltar y bailar.

Isabel asintió de acuerdo con lo que acababa de decir su marido. Luego se estiró hacia atrás y buscó el broche de su sostén.

"Y yo me ocuparé de tu coño cachondo", continuó León acaloradamente. "¡Haré a un lado tus bragas y besaré tu coño mojado allí en el cine de Gabriel! Te lameré hasta que te vuelvas loco de lujuria. ¡Y todo el tiempo una película estúpida parpadeará en la pantalla!"

Isabel abrió la boca y cerró los ojos por un momento. Ella sacudió la cabeza salvajemente, su cabello suelto bailaba.

"¡Oh sí!" Isabel suspiró.

Le encantaba cuando su esposo usaba el cunnilingus con ella. Le gustaba cuando le lamía la vagina. Siempre la ponía en un estado de ánimo en el que estaba dispuesta a hacer cualquier cosa con su hombre.

¡Y ahora prometía delicias sexuales aún más locas!

"Te fotografiaré completamente desnudo", continuó Leon con su lista. "Serás mi modelo. Tomaré fotografías de tu coño desnudo mientras abres las piernas lo más que puedas".

Otro suspiro tembloroso escapó de los labios de la mujer.

Isabel desabrochó el broche del sujetador. La diminuta prenda parecía ser arrojada por los pechos agitados. Cayó al suelo a cierta distancia.

Los pechos firmes sobresalían con orgullo y firmeza; parecían estar llenos de vida propia. Los atributos expuestos de la encantadora feminidad presentaban una vista seductora y seductora.

León miró embelesado este esplendor y observó cómo las

verrugas se endurecían, se hinchaban y se hacían más grandes y duras. Se humedeció los labios secos y ahora sabía con absoluta certeza que la iba a pasar muy bien esta noche.

"¡Y es mejor si comenzamos a jugar de inmediato!" explicó León. "¡Quítense sus cosas! ¡Todas!"

Su pene en sus pantalones se hinchó en una erección abultada mientras observaba hechizado cómo su esposa se desvestía rápidamente. Sus pechos se agitaron expectantes e impacientes. Ella se rió mientras se quitaba las bragas.

Luego se quedó desnuda frente a él. El vello púbico negro azabache estaba recortado y formaba un triángulo. Los labios de su vagina estaban completamente rasurados y ya estaban húmedos y relucientes.

Leon deseó poder poner una mano en ese lugar ahora y meter un dedo en la raja caliente y húmeda. Quería sentir a Isabel retorcerse entonces, tratando de empalarse lujuriosamente en ese dedo.

Pero Leon se controló y se contuvo firmemente. Se lo debía a sus nervios helados, que también le permitieron pilotar un helicóptero en operaciones de rescate atrevidas.

"Una verdadera pequeña orgía", dijo. "Con todo incluido. Sin inhibiciones. ¡Operaremos intercambio de parejas! ¡Mientras yo follo a la otra mujer, yo veré como su marido te folla!"

Esta idea golpeó a Isabel con la fuerza de un choque de alto voltaje. Hizo una mueca visible y retrocedió abruptamente.

Eso... eso no era posible...

¡Pero se parecía a León! Solo él podía pensar así. Su imaginación volvió a volar con él. Pero... um...

pensándolo bien, eso era una cosa. ¡Pero entonces hacerlo sería un asunto completamente diferente!

Isabel estaba casi segura en su mente de que, por supuesto, ninguno de los dos haría algo así. Tal situación nunca se presentaría para ninguno de los dos. No, no... no tenía que preocuparse por meterse en una situación como esa y verse obligada a tomar una decisión.

Y sin embargo... ¡era inmensamente excitante pensar en ello!

¡Simplemente inimaginable!

¿Cómo fue sentir el pene de un hombre extraño en su vagina y saber que su propio esposo la estaba mirando?

¡No no! ¡Eso fue anormal! ¡vicioso! ¡repulsivo! ¡Las personas que hicieron esto no tenían respeto por los demás! ¡Tampoco tenían respeto por los demás! Las personas que intercambiaban parejas pensaban que estaban un poco enfermas y necesitaban ayuda.

Hm... y sin embargo... ¡era emocionante imaginar algo así!

La idea era tan estimulante que a Isabel la sangre le corría por las venas y le latía en las sienes. Podía sentir claramente sus paredes vaginales hormigueando y contrayéndose. Un deseo ardiente y hirviente brotó en ella. Abrió las piernas y acarició la hendidura de la vulva. Los labios estaban muy húmedos y parecían haberse agrandado.

A través de la posición de piernas abiertas de su esposa, Leon podía ver claramente dentro de la hendidura húmeda y ligeramente abierta de su vagina.

Isabel se movió por la habitación bailando de nuevo. Luego, de repente, aspiró aire con mucha fuerza, abandonó su pose voluptuosa y se arrodilló frente a Leon. Presionó sus suaves y deliciosos senos contra sus piernas. Luego le obligó a separar las piernas y encontró la cremallera en la bragueta.

León se dio cuenta de que Isabel estaba sintiendo los efectos de sus obscenas descripciones. Pero permaneció pasivo y no reaccionó cuando Isabel jugueteó con sus pantalones y presionó su pene. Observó en silencio los movimientos febriles de su esposa, que estaba arrodillada desnuda entre sus piernas ligeramente separadas.

En la cabeza de Isabel, los pensamientos e ideas más salvajes, emocionantes y lujuriosos se arremolinaban.

¿Cómo debería, cómo podría uno realizar todo lo que Leon acababa de proponer?

Isabel se imaginó acostada con otra mujer, tan desnuda como ella... en una cama, boca arriba, irritable y expectante. Además, se imaginó a hombres entrando en la habitación, también desnudos y cachondos. Se imaginó a uno de esos hombres arrojándose encima de ella, clavando su eje duro y rígido en su cueva al rojo vivo e inmediatamente comenzando a amar desatado... ¡mientras Leon miraba!

¡Qué idea tan fantástica!

¡Otro hombre me folla mientras Leon mira!

Ese pensamiento encendió verdaderos fuegos artificiales en su mente. Sintió como si sus lomos hubieran sido rociados en llamas. Su vagina literalmente ansiaba ternura.

¡Todos vamos a follar salvajemente!
La idea y la imagen de hacer tal cosa pasaron por su mente a una velocidad vertiginosa. ¡Era demasiado emocionante pensar en ello!

Ella sacó su grueso miembro de sus pantalones, lo sostuvo con ambas manos y comenzó a masajear y acariciar suavemente la dura vara. Ella gimió en voz alta. Sus manos temblaban con un deseo desenfrenado. Sus músculos se contrajeron. Ella movía sus caderas voluptuosamente de un lado a otro. Apartando una mano del pene hinchado, se la pasó por el estómago, se alborotó el vello púbico oscuro y bien afeitado por un momento, luego usó dos dedos para separar sus labios vaginales calientes y húmedos. Con un dedo estimuló el excitado clítoris. Escalofríos de puro éxtasis recorrieron su cuerpo desnudo y acalorado.

Isabel aún tenía que pensar en tener una orgía sexual con otra pareja. Aunque estaba convencida de que esto nunca podría suceder, la sola idea la emocionaba mucho. Y quién sabe... ¡quizás Leon podría arreglarlo de alguna manera y lograr que ella se una!

Nuevamente un fuerte gemido de la mujer rompió el silencio en la habitación.

Isabel jugó con su clítoris con una mano mientras simultáneamente empujaba hacia atrás el prepucio de su pene, revelando la protuberancia púrpura hinchada.

¿Y si Leon lo arreglara con la orgía?

¿Si él lograría que ella realmente lo hiciera por una vez?

Ese pensamiento la hizo sentir culpable. La mujer se sintió casi mareada. Por un momento pensó que se iba a desmayar. La idea de acostarse con un extraño casi en contra de su voluntad era incluso más emocionante de lo que había pensado. ¡Ahora imaginaba deliberadamente cómo Leon, gracias a su persuasión y fuerza de voluntad, lograría que ella hiciera todo tipo de cosas obscenas y locas!

Entre todas las imágenes lujuriosas que conjuraba su imaginación sobrecalentada, una cosa seguía apareciendo de una manera particularmente clara y tentadora: ¡Isabel se veía haciendo el amor con un hombre extraño y León la miraba hacerlo!

¡Y podía ver a Leon haciéndolo con otra mujer sexy!

Sí, fue inmensamente estimulante, solo que ... en realidad, tal cosa nunca sucedería.

Isabel cerró los ojos. Su boca estaba entreabierta. Ella inclinó la cabeza para tomar el pene de su esposo en su boca. ¡Quería sentir esa vara caliente y dura entre sus labios y chuparla!

Pero no debería llegar a eso.

Leon ahora también estaba muy emocionado, pero mantuvo la calma y todavía tenía el control total de la situación. Sus manos fuertes agarraron la cabeza de su esposa y la tiraron hacia atrás con fuerza suave.

"Realmente quise decir lo que dije. ¡Una verdadera aventura sexual! ¡Y comenzaremos con eso ahora mismo! ¡Todo está permitido! ¡Solo todo! ¡Así que ahora levántate!"

"¿Perdóneme?" preguntó Isabel, asombrada.

Estaba irritada. Ella no sabía lo que Leon estaba haciendo. ¿Hizo algo mal? ¿Él no estaba contento con ella? ¿O solo quería corregirla? Su rostro mostraba una expresión tan desconocida.

"Vamos, levántate", exigió de nuevo.

Ella se puso de pie obedientemente y poco después se paró expectante frente a su esposo.

"Camina por la habitación", ordenó.

Isabel sonrió. Ahora entendía que Leon estaba tramando algo. ¡Cualquier juego de amor! ¡Finalmente! pensó Isabel. Estoy totalmente de acuerdo con eso. Estaré de acuerdo con lo que me pida.

Caminó completamente desnuda por la habitación. Le dio la espalda a León. Su trasero se tambaleó provocativamente. Isabel se excedió deliberadamente y sacudió las caderas. Cuando llegó a la cortina de la ventana, se dio la vuelta y miró a su esposo. Ella mantuvo una mano en su cadera. Entonces ella le presentó su cuerpo desnudo .

Observó con satisfacción cómo Leon apreciaba su figura esbelta y bien tonificada. Sus pechos sobresalientes eran firmes y tensos. Los pezones tensos estaban justo en el medio de los dos montículos abultados y apuntaban ligeramente hacia el techo. La cintura, el cuerpo, las caderas y los ingles dolían casi dolorosamente al ser acariciados por manos suaves. El más mínimo movimiento hacía temblar sus pechos.

Leon disfrutó de la vista, pero finalmente su mirada se centró únicamente en las partes íntimas de su atractiva esposa. Sus ojos comenzaron a brillar lujuriosamente.

Isabel tenía un monte de Venus muy pronunciado, que era extremadamente sensual. El suave vello púbico negro azabache parecía plumón. Sus labios vaginales habían sido cuidadosamente afeitados y ya estaban ligeramente hinchados por el deseo.

Leon admiró a su esposa mientras estaba de pie junto a la ventana en esta pose provocativa. Su forma desnuda se destacaba contra el telón de fondo de la cortina con gran efecto.

Isabel se quedó allí esperando y no sabía cómo comportarse ahora. Pero su actitud demostró que estaba lista para reaccionar de inmediato a la más mínima señal, incluso a la más mínima insinuación.

Leon había mencionado algo sobre una orgía excitante, y la idea cautivó la imaginación de la joven. Aparentemente, su esposo quería verla con una devoción salvaje y lujuriosa. Isabel estaba decidida a ser lo más cruel posible ya hacer todo lo que Leon le pidiera. Ella sabía que eso lo excitaba. Pero ella también.

Leon abrió la boca y pareció a punto de decir algo.

Instantáneamente, el cuerpo de Isabel se tensó y se tensó con lujuriosa anticipación. Apretó los muslos y sintió que los labios de su vagina se humedecían y calentaban aún más. Su deseo había llegado a un punto casi insoportable.

"¡Abre las cortinas!" preguntó León.

Esto fue completamente inesperado para Isabel. De repente sintió como si alguien la hubiera arrojado al fondo. Su corazon salto un latido. El tiempo parecía haberse detenido.

Isabel miró a su esposo, confundida y decepcionada, cuyo rostro mostraba una sonrisa tensa.

"¡Deberías abrir las cortinas! ¡Inmediatamente!" Leon repitió su orden, esta vez sonaba impaciente y urgente.

Isabel comprendió de pronto lo que quería Leon. Ahora comprendía que ambos estaban realmente a punto de embarcarse en una gran aventura amorosa.

Quería que ella permaneciera completamente desnuda y en una pose lujuriosa junto a la ventana mientras la luz estaba encendida en la habitación. Quería mostrar su cuerpo desnudo a cualquiera que pudiera estar pasando y echar un vistazo a través de la ventana iluminada.

¡Los extraños deberían verla parada así! Vivían en una unidad de planta baja en un condominio en forma de U. Su unidad estaba en el medio y se podía ver directamente desde dos lados. Los vecinos que vivían en una de las dos alas laterales podían mirar directamente a la sala de estar y la terraza del apartamento de Greifenstein.

Isabel , por supuesto, era plenamente consciente de ello. Parecería como si estuviera en exhibición, ofrecido a los ojos de todos los que estuvieran mirando hacia abajo o al otro lado de la ventana.

Isabel se humedeció los labios secos con la punta de la lengua y cerró los ojos. Se sintió ligeramente mareada. Pero al mismo tiempo sintió cómo la lujuria indescriptible se apoderó de su cuerpo y se propagó hasta las últimas terminaciones nerviosas. Su piel desnuda y sensible parecía estar sumergida en jarabe tibio o miel.

Isabel frunció los labios y sonrió. Dobló ligeramente una rodilla y de esta manera separó ligeramente las piernas para que su área púbica fuera claramente visible. Salió la húmeda carne rosa brillante.

Sin mirar, Isabel estiró una mano hacia atrás y descorrió las cortinas. Lo hizo deliberadamente lenta y enloquecedoramente.

3

El viejo Elias Bärenfels se sentó junto a la ventana del primer piso de su pequeño apartamento y miró hacia la oscuridad del vecindario. La televisión estaba encendida. El partido de fútbol de la Superliga suiza entre FC Basel y FC Sion estaba en marcha. Los eventos cambiantes donaron diferente brillo.

El juego fue bastante poco espectacular, por lo que prefirió observar el vecindario. Elias era bastante mayor y parecía seguir el partido de fútbol. En realidad estaba mirando por la ventana. ¿Por que no? No tenía nada más que hacer y realmente no le importaba si ganaba Basilea o Sión.

Todas las noches Elias observó su barrio hasta que se apagó la última luz del último departamento. Podía decir solo por las luces lo que estaba pasando en casi todas partes. Se emocionó aún más cuando notó cómo en algún momento y en algún lugar la luz brillaría en un momento inusual. Entonces se preguntó: ¿Qué hace esta gente ahora? ¿Que esta pasando?

Pero cuando vio luz en el departamento de la planta baja de Leon e Isabel Greifenstein, el anciano sintió una curiosidad particular, porque la mujer de cabello negro era el ser más atractivo y erótico que había visto en su vida. Y entonces él ahora estaba muy emocionado y se inclinó hacia adelante en su silla para poder ver todo mejor. Las cortinas estaban cerradas allí, pero la luz estaba encendida en la habitación.

Elias pudo distinguir la vaga silueta de una persona que debía estar de pie muy cerca de la ventana . Pero la tela de la cortina era tan gruesa que Elías no podía distinguir si era una mujer o un hombre, o si esta persona estaba vestida o desnuda.

El anciano movió sus labios secos y flacos, chasqueando los labios. Sus ojos mostraban una expresión torcida. Su instinto, experiencia o sabiduría le decían que algo digno de ver o interesante estaba por suceder allí.

Los ojos del anciano recorrieron rápidamente las ventanas de los otros muchos apartamentos. Estaba oscuro por todas partes. Sólo estaban encendidas las luces del patio interior.

Entonces el anciano se concentró de nuevo en la ventana del

apartamento de la planta baja de Greifenstein.

Elias había visto a Isabel Greifenstein muy a menudo. Le gustaba porque siempre había sido un admirador de la belleza femenina. La miraba cuando iba al buzón por la mañana o sacaba la basura. Observó cuándo iba de compras y cuándo volvía. Los momentos álgidos de su aburrida vida eran los meses de verano, cuando la morena tomaba el sol en bikini en la terraza. La vista de ese cuerpo atractivo una vez más despertó pensamientos lujuriosos, casi sucios en el anciano.

¡Algunas mujeres simplemente saben que tienen ese algo especial! ¡E Isabel Greifenstein fue sin duda una de esas mujeres! ¡Sí, de hecho! Ese pequeño trasero apretado. Firme pero elástico. Pechos firmes y erguidos que rebotaban provocativamente al caminar, incluso cuando la mujer llevaba un sostén. ¡Oh, esta pequeña nena cachonda sabe cómo mostrar sus tetas! ¡Y cómo se fue! Su actitud era de alguna manera siempre provocativa. Oh, cómo me gustaría verla completamente desnuda. Y me encantaría ver a la belleza follar.

Esos eran sus pensamientos, justo en ese momento.

Como en respuesta a sus deseos mudos, ¡las cortinas se descorrieron repentinamente!

Y de repente apareció esta moza... ¡totalmente desnuda y seductora! Directamente frente a la ventana de la habitación luminosa en la planta baja del condominio.

El viejo Elias se levantó a medias de su silla. Su corazón latía salvajemente contra su pecho. Abrió los ojos con incredulidad. Hizo pequeños y extraños ruidos y respiró pesadamente por la nariz. Su labio inferior tembló. Un gemido cansado escapó de su pecho. Sonaba como el viento que susurra las hojas de otoño.

El cuerpo del anciano estaba invadido por un deseo inconmensurable. Se levantó de la silla, decidido a seguir de cerca antes de que esta hermosa visión pudiera serle arrebatada nuevamente.

La mujer estaba de espaldas a la ventana. Aparentemente estaba mirando a alguien que no podía ser visto.

Elias miró embelesado la espalda de esta mujer desnuda. La mirada del anciano fue mágicamente atraída hacia las nalgas regordetas y firmes de la mujer. Era un culo muy bonito. Elias siempre había soñado con esto cuando era joven. Había querido acariciar demasiado una de sus nalgas.

El anciano estaba agazapado en una posición bastante estrecha junto a la ventana y miraba hacia el apartamento de la planta baja, solo para asegurarse de que no se le escapaba nada. Gotas de sudor cubrían su frente. Apenas se atrevía a parpadear por miedo a perderse algo. Envió una oración silenciosa al cielo para que se le permitiera disfrutar de esta imagen fantástica por un tiempo más. ¡Ojalá esa mujer de ahí abajo no tuviera la idea de cerrar las cortinas de nuevo!

Como en respuesta a sus ardientes deseos, ¡la mujer se dio la vuelta lentamente!

Ahora el anciano llegó a ver los senos llenos y firmes. Vio las aureolas oscuras. Observó cómo los capullos se enderezaban, se hacían más grandes, más gruesos, más rígidos.

La mujer se quedó esperando frente a la ventana y miró hacia su propia terraza y el pequeño jardín. Ella sonrió y luego levantó ambos brazos para apartar su cabello azabache con sus manos. Durante este movimiento, el pecho de la mujer se abultó hacia adelante de modo que los senos se contrajeron y se tensaron aún más. Los hemisferios abultados temblaban y temblaban.

Y ahora la mujer dio un paso atrás.

La respiración del anciano se aceleró cuando vio el triángulo de vello púbico negro y bien afeitado. Elias podía incluso ver los comienzos de los labios vaginales exteriores y afeitados. Lástima que ahora no tenía binoculares a mano. Resolvió comprar mañana un par de potentes binoculares para tenerlos siempre a mano.

Elias hizo una mueca y tragó saliva varias veces. Al menos lo intentó, porque en ese momento alguien más apareció detrás de la mujer desnuda en la ventana.

¡Él era su esposo!

Elias gimió involuntariamente en voz alta por la decepción. Estaba convencido de que el hombre ahora apartaría a su esposa de la ventana y luego cerraría las cortinas nuevamente.

¡Y con eso, Elías se vería privado de la vista del cuerpo de esta hermosa mujer desnuda para siempre jamás! El anciano quería hacer algo para evitar eso. ¡Eso no podía pasar! Se hundió en la silla.

¡Sus ojos brillaron y luego lo reconoció! ¡El marido de la mujer hermosa allí abajo también estaba desnudo!

Ahora su corazón comenzó a latir salvaje y rápido como no lo había hecho en muchos años. Se quedó sin aliento mientras observaba al hombre de Greifenstein alcanzar los senos de su esposa por detrás con ambas manos.

Elias se sentó allí como paralizado y observó con avidez cómo el hombre acariciaba y masajeaba los hermosos senos de su esposa.

¡Oh, daría mi vida ahora mismo para poder follarme a esta mujer! pensó el anciano. Su corazón latía como si fuera a salirse de su pecho.

Elias observó fascinado cómo el hombre ahora jugueteaba con los pezones de su esposa y los retorcía entre sus dedos. El anciano vio la expresión lujuriosa en el rostro de la mujer de cabello negro. Parecía estar gimiendo, olvidándose por completo de su entorno. Vio las manos del hombre viajar por el cuerpo plano y tenso de la mujer y comenzar a jugar con el vello púbico rizado, negro como el cuervo.

La mujer cambió ligeramente de posición y ahora estaba de pie con las piernas separadas. Ahora volvió la cabeza. Elias pudo ver la boca pintada de rojo antes de ser besada ferozmente por los labios del hombre.

El hombre deslizó una mano entre los muslos abiertos de su esposa y jugó con sus labios. Hábilmente, sus dedos los separó.

El anciano en su asiento junto a la ventana jadeaba cada vez más fuerte.

La mujer comenzó a rotar sus caderas. Muy lentamente. Se tomó su tiempo con eso. El dedo medio de su esposo se deslizó naturalmente dentro de la abertura vaginal y se movió alrededor.

¡Ella es incluso peor que una puta ordinaria! la cabeza del anciano se sacudió. ¡Pero fresco!

A ninguno de los dos que estaban en la ventana iluminada del apartamento del primer piso parecía importarle que los estuvieran observando. ¡Aparentemente ni siquiera se molestaron en cerrar las cortinas! ¡Pero por el contrario! ¡Incluso parecían disfrutar lo que estaban haciendo! Su lujuria viciosa era inconfundible.

Ahora ambos se tocaban. ¡Cada uno exploró el cuerpo del otro con ambas manos! ¡Dos figuras completamente desnudas que se excitaron hasta el exceso!

El anciano estaba casi mareado de deseo.

Ahora la mujer se volvió hacia su marido. Ella frotó sus pechos contra su torso. Sus ojos brillaban con lujuria.

Y entonces...

¡Elias no podía creer lo que veía!

¡La esposa se arrodilló justo en frente de su esposo! Estiró su culo bien formado y redondo hacia la ventana. Ahora, por primera vez, Elias pudo ver claramente que el hombre también estaba desnudo.

¡Y qué pene tenía!

Sin aliento, Elias se inclinó hacia adelante y presionó su frente contra el cristal de la ventana. Su respiración se volvió irregular. Sus ojos se abrieron cuando vio esa polla rígida y oscilante, ahora hinchada a una erección completa.

La mujer tomó el eje duro con una mano y retiró el prepucio. Sus dedos apretaron ligeramente. El pomo morado se hinchó aún más. La mujer bajó lentamente la cabeza. Su boca estaba abierta, los labios rojos brillaban con la humedad.

El anciano apenas podía permanecer en su asiento.

La mujer movió un poco la cabeza. Los labios se cerraron alrededor de la punta del pene. Chupó con avidez el instrumento de su marido. Ella mantuvo los ojos cerrados. Su rostro mostraba una expresión de indescriptible alegría. Empezó a mover la cabeza suavemente de un lado a otro. Chupó apasionadamente este duro símbolo de la potencia masculina. Más y más de este gigante reventado desaparecía en la boca que trabajaba con avidez de la mujer.

A pesar de que el viejo Elias estaba a una buena distancia de esa pareja de allí abajo, podía seguir bastante bien el estimulante juego.

El hombre estaba de pie con las piernas separadas. Sujetó con ambas manos el cabello negro de su esposa. Sus caderas coincidían con el movimiento de la cabeza de su esposa.

Al observador de la ventana le pareció que el hombre de allí estaba cada vez más excitado.

La mujer se comportaba cada vez más desenfrenada y salvaje. Obviamente le gustaba lo que estaba haciendo. Todavía estaba arrodillada sobre la alfombra, pero ahora abrió un poco las piernas y comenzó a palpar sus partes íntimas con una mano.

Desde su asiento junto a la ventana, el anciano podía ver cómo la mujer usaba sus dedos para separar sus labios. Apareció una carne rosada y reluciente. Ahora metió un dedo. Inmediatamente movió la pelvis voluptuosamente hacia adelante y hacia atrás.

El observador secreto sentía alternativamente frío y calor. Su sangre rugía a través de sus venas. Como hipnotizado, observó las actividades lascivas de la joven pareja allí abajo.

El hombre desnudo dejó caer su cabeza hacia atrás sobre su cuello. Su boca estaba entreabierta. Sacudió la cabeza salvajemente. Sus caderas se sacudieron adelante y atrás más y más rápido. Movía su pene en la boca de su esposa cada vez más impetuosamente. Sus fuertes manos sujetaron su cabeza.

A estas alturas la mujer había logrado meterse en la boca más de la mitad del pene de su marido.

Qué perra tan cachonda, pensó el anciano. No tiene inhibiciones en absoluto, ¡parece estar disfrutándolo todo! Se arrodilló frente a su esposo y le chupó la polla con tal abandono extático, con tal concentración, como si su vida dependiera de ello. Mientras tanto, había metido dos dedos en su coño y los estaba moviendo cada vez más rápido.

Obviamente se lo está pasando genial, pensó Elias. Seguramente ella tenía que saber que las cortinas estaban abiertas y la luz estaba encendida en la habitación. También tenía que saber que el vecindario podría estar observándola.

El anciano ahora podía incluso ver que los dos cuerpos desnudos allí abajo estaban cubiertos con una película de sudor. La piel brillaba a la luz de la lámpara como si estuviera aceitada. Elias se habría contentado con todo lo que había visto hasta ahora por el resto de su vida.

¡Pero había mucho más que ver!

Los dos de la ventana habían llegado a un punto de excitación que parecía aconsejable separarse por un momento.

El anciano no podía escuchar sus voces, pero podía ver sus rostros. El rostro del hombre estaba torcido en una máscara lujuriosa. Por otro lado, el rostro de su esposa mostraba una expresión de inmensa decepción. Con avidez trató de atrapar el pene de su marido en su boca de nuevo...

León la agarró por los hombros con bastante brusquedad y empujó su rostro contra el suelo.

"¡Alguien definitivamente puede vernos ahora!" Leon dijo y su voz sonó extrañamente ronca.

"¡Sí!"

La idea de ser observada ahora excitaba inmensamente a Isabel. Le hubiera encantado saber si alguien realmente estaba mirando. ¡Era peligroso, pensó, que alguien pudiera tomar fotografías y luego usarlas para preguntarle todo tipo de cosas!

"Puedes apostar que alguien nos está mirando ahora", dijo Leon, su voz aún ronca y gruñona. "Hay bastante gente viviendo en el complejo residencial. ¡Uno de los vecinos definitivamente está parado en la ventana mirándonos!"

"¿Puedes ver a alguien?" Isabel preguntó sin aliento, pero sin mirar a su marido. Se tumbó boca abajo sobre la alfombra, moviendo las caderas con voluptuosidad e impaciencia.

"No puedo ver nada en absoluto. ¡Afuera está todo oscuro como boca de lobo!"

"¡Esperemos que realmente haya un voyeur! ¡Oh, eso espero!

Isabel realmente lo decía en serio. Nunca había imaginado que mostrarse desnuda pudiera excitarla tanto. Ella lo encontró inmensamente estimulante.

"Desearía que hubiera alguien además de nosotros aquí con nosotros ahora", respiró lascivamente. Anhelaba el sexo en grupo, en ese momento hubiera preferido que la follaran varios hombres a la vez o uno tras otro.

León se inclinó sobre su esposa. Isabel podía sentir sus manos en su trasero. Pasó un dedo a lo largo de la mira trasera, finalmente hundiendo su dedo en el ano arrugado.

"Te gustaría eso, ¿no?"

Esa pregunta quedó suspendida en el aire por un momento antes de que Isabel respondiera en un tono entre dientes: "¡Sí! ¡Oh, sí! ¡Incluso mucho!".

"¿Otra persona? ¿Hombre o mujer?"

Isabel no respondió a eso. Su cuerpo no era más que una red de nervios sobrecargados.

"¿Te gustaría ser golpeado por otra polla dura?"

La única respuesta de Isabel fue un gemido ahogado mientras presionaba su boca firmemente contra la gruesa alfombra.

"¿O preferirías un coño caliente?" León continuó en voz baja y ronca. "¿Alguna chica a la que pueda pinchar mientras te miras y te metes el dedo?"

De nuevo Isabel gimió de placer. Su cuerpo empapado de lujuria tembló. La piel se sentía húmeda. Isabel casi pierde la cabeza ante estos tentadores sentimientos e ideas. Anhelaba algo emocionante, inusual. Le encantaría tener una orgía de sexo grupal con amantes cambiantes, a veces un hombre, luego una mujer nuevamente, a veces con relaciones sexuales vaginales, luego sexo anal nuevamente. Isabel quería todo, preferiblemente al mismo tiempo.

¡Sí, ahora realmente estaban en medio de un juego sexual caliente y salvaje! ¿Y quién sabe a dónde conduciría todo esto?

"Ponte de rodillas y manos", exigió Leon.

Obediente, Isabel se puso en posición a cuatro patas y esperó ansiosa.

"Ahora separa tus nalgas".

Isabel sintió sus manos calientes en sus caderas.

Oh... él quiere follarme por detrás, sacudió la cabeza. ¡En la habitación bien| iluminada! Las cortinas corridas. Todo el vecindario podría estar observándonos.

Isabel estiró su trasero apretado hacia atrás. Arqueó la espalda y dejó caer la cabeza. Sus pesados pechos se movían suavemente entre sus brazos apoyados.

Y lo que ninguno de los dos podía saber... el viejo Elias Bärenfels seguía sentado en su asiento junto a la ventana y observaba los emocionantes acontecimientos allí abajo, en el apartamento de la planta baja brillantemente iluminado, con ojos que se habían achicado.

El anciano observó fascinado cómo Leon se colocaba detrás de su esposa, mientras se arrodillaba detrás de su culo blanco, mientras llevaba su pene rígido y espasmódico hacia el objetivo deseado. La punta de su poderosa pinta tocó el coño húmedo de la mujer.

Isabel pareció disfrutar esto, porque estiró su trasero aún más impetuosamente hacia su esposo. La perilla del pene se deslizó entre los labios y luego desapareció.

El anciano en la ventana observó con entusiasmo cómo los dos se alzaban salvajemente allí abajo. Aturdido, casi hipnotizado , Elias vio como la pareja de enfrente comenzaba el coito.

Leon se inclinó sobre la espalda de su esposa y hundió su pene en la gruta caliente con poderosas embestidas. Sus gruesos y musculosos brazos rodeaban con fuerza la esbelta cintura de su esposa.

Elias vio cómo el cuerpo de la mujer reaccionaba a cada poderoso empujón de su esposo. Vio sus senos colgando bailando salvajemente de un lado a otro. Las dos figuras desnudas debajo ahora se movían en perfecta armonía y unidad como si fueran una sola.

El anciano junto a la ventana gimió en voz alta cuando vio que el hombre echaba la cabeza hacia atrás y luego gemía de éxtasis en voz alta mientras bombeaba su carga acumulada dentro de su esposa.

La mujer pareció correrse al mismo tiempo, su cuerpo se sacudía violenta y apasionadamente.

El anciano pensó que podía escuchar claramente los agudos gritos de los dos allí abajo. Su mirada aún estaba fija en la pareja cuando finalmente colapsaron en el suelo, exhaustos y contentos.

Los dos se quedaron allí por un rato, jadeando por aire. Finalmente, el hombre se bajó de la espalda de su esposa y se tumbó en la alfombra a su lado.

La mujer rodó sobre su espalda y se tumbó con las piernas separadas para que el viejo Elias pudiera ver no solo los pechos palpitantes sino también la zona púbica abierta y muy húmeda. Podía ver claramente cómo los labios vaginales hinchados estaban afeitados y el triángulo de vello negro azabache estaba solo en el monte de Venus.

Elias observó la habitación de enfrente hasta que la joven pareja finalmente se levantó y desapareció de la vista. Incluso entonces, el anciano siguió mirando esa ventana de allí, hasta que finalmente la luz de la habitación se apagó.

Solo entonces Elias se levantó de su silla y se fue a dormir para prepararse para su puesto de observación al día siguiente. Pero no importa cuánto trató de encontrar la paz, no pudo. Ya no quería pensar en lo que había pasado, que había presenciado antes, pero aún veía frente a él a esta deseable, joven, hermosa mujer, que lo había conducido sin inhibiciones y desatado con su marido.

4

Cine Rex cine
Centralstrasse 19, Interlaken

Gabriel Stöckli insertó la película con cuidado, encendió el proyector, dejó que la película funcionara durante un rato, la apagó y cerró el dispositivo.

El proyeccionista estaba enfermo de gripe y Gabriel no tenía un reemplazo a la mano. Ahora estaba contento de tener ambos proyectores listos. Se limpió las manos con una toalla de papel y miró fuera de la oscura sala de proyección hacia el auditorio escasamente poblado. Entraron más espectadores, solos o en parejas. Todos parecían hacer un punto de sentarse lo más lejos posible.

Gabriel encendió un cigarrillo y se relajó. Pronto tendría las manos llenas. Disfrutaba poder observar a la gente que estaba afuera sin que nadie pudiera verse a sí mismo.

Gabriel estaba muy orgulloso de ser el gerente del cine Cine Rex. Era el llamado cine familiar. Persuadió a los propietarios para que solo mostraran películas a las que los padres pudieran llevar a sus hijos de manera segura. Los propietarios le dieron total libertad. Gabriel tenía la ambición de algún día poseer su propio cine. Esto de ninguna manera fue solo un sueño, ya que trabajó muy duro para hacer realidad su proyecto.

Sobre todo, Gabriel tenía una abierta aversión a las películas de sexo. Casi le dolía pensar en cuántas estrellas de cine se prestaban a películas tan sórdidas.

¡Sexo! ¡Sexo! ¡Sexo!

Difícilmente podría conectarse en línea en estos días sin ser confrontado inmediatamente con ofertas eróticas. Gabriel no se consideraba uno, pero era un poco mojigato en cierto modo. Esto se debió a su educación conservadora, que había disfrutado en un pequeño pueblo de montaña suizo. Su aversión a todo lo físico se extendía incluso a su vida familiar.

Gabriel Stöckli estaba casado con Amelie, la hermana de Isabel Greifenstein. Su esposa era una belleza excepcional, al igual que su hermana Isabel, poseía un cuerpo bien formado que mantenía en forma con visitas regulares al gimnasio. La principal diferencia de la hermana era el color del cabello. Amelie heredó el cabello rubio dorado de su madre, mientras que Isabel poseía el tono negro azulado de su padre. Pero había otra gran diferencia entre las hermanas: Amelie había sido criada en una estricta escuela monástica y había aprendido que la sexualidad era solo para la procreación y no debía producir sentimientos de placer. Como resultado, Amelie era tímida, mojigata y detestaba todo lo físico. Isabel, en cambio, había sido educada en libertad y amaba el sexo.

Para Gabriel Stöckli, la aversión de su esposa Amelie por todo lo físico era bastante acertada, porque correspondía a su educación y cosmovisión.

¡Sexo! ¡Sexo en cualquier momento y en cualquier lugar!

Gabriel no sabía por qué, pero cada vez que surgía el tema del sexo, tenía que pensar en su cuñado Leon.

Y para ser sincero, a Gabriel no le gustaba en absoluto el arrogante piloto de helicóptero. Trató de establecer una relación amistosa pero fríamente reservada. No se podía evitar tratar con Leon porque era parte de la familia. Pero Gabriel detestaba a su cuñado. A sus ojos, León era tosco, vulgar, desenfrenado y muy tomado consigo mismo y con su actividad profesional.

A Gabriel le parecía que solo había temas de conversación para León: helicópteros, fútbol y mujeres. Los tres temas eran completamente aburridos a los ojos de Gabriel. Leon había tratado varias veces de persuadir a Gabriel para que mostrara películas de sexo en su cine.

Isabel sintió pena por Gabriel.

¿Cómo fue estar casada con un tipo como Leon?

Gabriel apagó apresuradamente su cigarrillo y se esforzó por mirar a través de la pequeña abertura de la sala de proyección hacia el auditorio.

¡Exactamente en ese momento Isabel y León entraron al pasillo!

"¡Hablando del Diablo!" Gabriel gruñó por lo bajo y miró a su cuñada. Llevaba una minifalda muy, muy corta. Al verlo sintió una mezcla de envidia y codicia.

Primero, ¡ella estaba vestida de una manera que él nunca le permitiría a su propia esposa Amelie! No quería que otros hombres miraran con lujuria a su esposa y tuvieran ideas estúpidas.

Por otro lado, pensó que estaba bien admirar a su propia cuñada y pensar en cosas prohibidas y emocionantes.

¿Por que no? No podía ver sus pensamientos y sueños. Sintió un hormigueo al imaginarse poder mirar a escondidas a la Isabel de pelo negro en el cine. Gabriel encontró eso excitante.

Un escalofrío de voluptuosidad recorrió involuntariamente la espalda de Gabriel al imaginar a las dos hermanas, completamente desnudas, una al lado de la otra en una cama.

Con un suspiro, finalmente se alejó de la pequeña mirilla. No sirve de nada distraerse del trabajo pensando en su cuñada. ¡Ni Isabel ni Amelie se rendirían por algo así! ¿Y él mismo? Por supuesto que no, la educación estrictamente católica de sus padres lo moldeó demasiado.

Gabriel se obligó con todas sus fuerzas a dejar de mirar por la pequeña ventana. En cambio, centró su atención en los dos proyectores de películas, que estaban sincronizados;

si uno se apagaba, el otro corría inmediatamente. Para la función de hoy, Gabriel solo tuvo que intercambiar dos rollos de película. Miró el reloj. En unos minutos tendría que empezar la función . Una vez que tuviera encendido el primer proyector, podría bajar a la oficina por un rato y hacer el papeleo más importante. También podía liquidar cuentas con el cajero.

O... ¡podría quedarse aquí en la sala de proyección y ver a Isabel y Leon!

Se escabulló de regreso a la pequeña mirilla azulada y reluciente.

Leon estaba tirado en su asiento, con los pies apoyados en otros dos asientos de la primera fila. ¡Ese tipo grosero!

Gabriel encendió el primer proyector. Luego se sentó en el taburete y encendió otro cigarrillo. ¿Por qué no bajó ahora? ¡Tenía más que suficiente que hacer en su oficina! Pero algo lo retuvo aquí en la sala de proyección.

De todos modos, ¿qué estaban haciendo Isabel y Leon aquí todos los días? Había una comedia romántica y Gabriel sabía cuánto odiaba Leon películas como esa. Siempre se burlaba de eso. Gabriel hubiera preferido adivinar a su cuñado en Hobbit 3. Además, si los dos iban al cine por una vez, llamaron con anticipación y querían entradas gratis.

Pero esta vez no lo llamaron ni pidieron verlo para poder volver a eludir el costo de la entrada.

Gabriel tomó el teléfono interno y llamó a la entrada. Sonó el teléfono y luego contestó Vroni, que de vez en cuando ayudaba. Hoy estaba de servicio en la caja registradora.

"¿Sí, señor Stöckli?"

Gabriel se estremeció levemente. No le gustaba que lo llamaran por su apellido. Entonces siempre se sintió un poco viejo.

"Acabo de ver a mi cuñada entrar al pasillo con su esposo. ¿Preguntaste por mí?"

"No."

"Está bien. ¿Cómo es abajo? ¿Todo bien?"

"Excelente, Sr. Stöckli. No pasa nada en este momento".

"Me quedaré aquí en la sala de proyección por un momento porque todavía tengo mucho que hacer".

"Está bien, Sr. Stöckli".

"Gracias."

Gabriel volvió a colgar el teléfono y volvió a concentrarse en Leon e Isabel, a quienes podía observar a través de la pequeña ventana. ¡Los dos estaban actuando muy extraño hoy!

Gabriel no recordaba que Isabel y León se hubieran sentado alguna vez en la última fila. Pero hoy se sentaron allí. ¡Todo para ti!

Gabriel los miró a los dos. Acercó la cara al cristal azulado y miró a su alrededor. Nadie más se sentó cerca de los dos. Solo él. Pero, por supuesto, ninguno de ellos tenía idea de que él podía verlos.

Gabriel se sintió un poco culpable porque estaba vigilando en secreto a dos personas que eran parte de su familia sin su conocimiento. Pero de alguna manera también lo entusiasmó. Podía ver a Isabel muy bien, incluso la profunda hendidura entre los pechos perfectamente formados.

En realidad, muestra demasiados senos en público, pensó Gabriel.

¿Estaba equivocado? ¿O había dos botones desabrochados en el vestido?

No, no estaba equivocado. ¡Los dos botones estaban realmente abiertos!

Gabriel no pudo evitar preguntarse por qué Isabel podría haber hecho eso.

Entonces, de repente, contuvo el aliento.

Isabel había hecho un pequeño movimiento.

Los dos miraron la pantalla. Leon todavía estaba encorvado en su asiento, con las piernas apoyadas en dos de los brazos delanteros.

¡Isabel se enderezó y desabrochó furtivamente dos botones más de su vestido!

En la luz de proyección cambiante, Gabriel vio a Isabel apartar el vestido sobre sus senos y revelar sus senos redondos, regordetes y juveniles.

Gabriel sintió su pene contraerse en sus pantalones. Fascinado, se quedó mirando estos hemisferios de color blanco lechoso que amenazaban con hincharse fuera del vestido ajustado. Casi podía ver los pezones y se preguntó si Isabel quería usar sostén hoy. Sus pechos eran como los de Amelie: firmes y perfectamente formados. Tal vez eran incluso un poco más grandes que los senos de Amelie, sobresaliendo aún más seductora y orgullosamente.

¡Sexo! ¡Siempre y en todas partes solo sexo!

Mientras Gabriel continuaba observando a la pareja, podía sentir que su pene se hinchaba más y más.

¡Isabel se desabotonó aún más el vestido! ¡Hasta la cintura!

¡Por el amor de Dios! ¿Qué está tramando?

Leon masticaba palomitas de maíz y ahora le ofreció algunas a Isabel. Se volvió hacia ella y la miró.

¡Seguro que le va a pedir que se vuelva a poner la ropa en orden! pensó Gabriel.

Pero León no hizo nada por el estilo. Pero por el contrario. Sacó el vestido un poco más de su lado, revelando uno de los pechos grandes y firmes sin obstáculos.

La boca de Gabriel se abrió con asombro. Su cuñada estaba allí en su sala de cine y parecía no tener absolutamente nada que ver con la defoliación aquí.

Gabriel pudo ver que Isabel solo estaba usando un sostén diminuto; los finos tirantes cortaban la piel blanca y reluciente de los hombros. ¡Las copas del sostén eran solo medias copas, dejando los pezones completamente expuestos!

Leon se inclinó hacia Isabel y ahora también sacó el otro pecho del vestido.

Esta vista le quitó el aliento a Gabriel.

Leon ahora descaradamente comenzó a acariciar los dos senos de su esposa. Isabel respondió dejando caer la cabeza hacia atrás. Ella sonrió felizmente. Los labios brillaban húmedos y tentadores.

La luz de la sala de proyección bailaba sobre el cuerpo de Isabel, haciendo que sus pechos parecieran aún más provocativos.

Leon ya estaba ocupado quitando el vestido de los hombros de su esposa. Ahora Isabel estaba desnuda hasta la cintura a excepción de un sostén diminuto.

¡Desnudo! ¡Al menos casi desnudo!

¡En la última fila de un cine! En público, pensó Gabriel. ¡Y era su cine!

Gabriel se retiró de la ventana y nerviosamente se limpió la boca con el dorso de la mano. Intentó pensar.

¡Sexo! ¡Siempre y en todas partes solo sexo!

Te enfrentaste a él en todas partes, no solo en Internet, ahora también en tu cine. Si hubieran sido extraños, Gabriel habría entrado al cine hace mucho tiempo y les habría echado a patadas a las dos personas.

Pero no eran extraños.

¡Era la hermana de su propia esposa! ¡ Su cuñada !

¿Qué podría, qué debería decirles a esos dos allá abajo ahora? ¿Por qué hicieron tal cosa? ¡Y en su cine de todos los lugares! ¿Cuál fue su motivo? ¿Cuál fue su propósito?

Los pensamientos de Gabriel se arremolinaron, comenzó a sudar frío. Se apresuró a mirar hacia abajo en la habitación. El resto de la audiencia seguía con interés lo que sucedía en la pantalla. Nadie sospechaba siquiera nada de estos tiernos juegos que se desarrollaban muy cerca de ella.

Gabriel no sabía qué hacer ahora. Estaba desgarrado por dentro. En primer lugar, estaba su propia y creciente excitación. Pero también estaba el temor de que ellos dos y él pudieran ser descubiertos en los puestos de observación. En ese caso, tendría muy malas consecuencias para él. ¿Cómo debería explicarle esto a su empleador?

Gabriel negó con la cabeza y centró su mirada en los dos. Leon se había sentado mientras tanto y ahora estaba inclinado sobre su esposa.

Ahora Isabel se había acomodado cómodamente en su asiento en la misma posición obscena que Leon había tenido antes. ¡Las piernas abiertas descansaban sobre los reposabrazos delanteros!

Gabriel tuvo que admitir que Isabel tenía unas piernas muy bonitas. Estaban al menos tan bien proporcionados como los de Amelie. Largo y delgado con tobillos estrechos, ¡y solo los muslos! ¡Estaban firmes y llenos, y sobre todo desnudos en este momento!

Isabel se dejó caer en el asiento mientras Leon continuaba acariciando sus pechos. Su rostro mostraba una expresión transfigurada. Ahora levantó un poco el trasero para permitir que Leon recogiera el vestido.

Ahora el hermoso vestido rojo ajustado y corto no era más que un trapo de tela que colgaba suelto alrededor de su delicada cintura.

Isabel vestía unas bragas ajustadas y transparentes a través de las cuales se veían brillar las sombras oscuras del vello púbico.

Gabriel se quedó allí, apretó la cara contra la ventana y miró fascinado. Su cuerpo reaccionó a los eventos placenteros con un ligero temblor.

El cabello de Isabel cayó suelto sobre el respaldo del asiento. Estaba acostada en una posición realmente obscena, prácticamente desnuda. ¡Y en realidad actuó como... como una puta! Gabriel ya no podía creer lo que veía.

Por supuesto, habría creído que Leon era capaz de cualquier cosa, incluso de cualquier cosa mala, por supuesto, ¡pero nunca se le habría ocurrido que Isabel sería capaz de tal cosa!

Y sin embargo... ahí abajo estaba sentada... casi desnuda... desvergonzada... ¡la encarnación del pecado! Y ahora, Dios mío. Ahora estaba tirando de la cremallera de los pantalones de su marido. ¡Y su rostro mostraba una codicia salvaje y desenfrenada!

De repente, Gabriel encontró un calor sofocante en la sala de proyección. El sudor brotó de cada poro. ¡Tenía que hacer algo! ¡Tenía que hacer algo para evitar que esos dos continuaran con sus actividades escandalosas por más tiempo!

Gabriel pensó en salir al balcón y sentarse junto a ellos dos. Tal vez entonces volverían a sus sentidos. ¿O debería simplemente enfrentarlos y confrontarlos? ¿Expulsar del cine?

Pero... pero Isabel estaba casi desnuda! ¿Cómo se suponía que la enfrentaría? ¿Cómo se suponía que iba a razonar con ellos?

¿Y si los dos estuvieran borrachos? ¿O incluso fumado o tragado algo intoxicante? ¡Leon era capaz de cualquier cosa! Si entonces llegaría a una escena fea? ¿Qué debe hacer Gabriel entonces? Si los dos eran capaces de tal ajetreo y bullicio, ¡entonces uno tenía que contar con cualquier cosa! ¿Quizás se volverían agresivos si de repente se encontraran sorprendidos por Gabriel?

Gabriel se maldijo en silencio porque no sabía qué hacer con la mejor voluntad del mundo. Hasta ahora siempre se las había arreglado para lidiar con todo tipo de situaciones.

Pero esto, ¡eso era algo completamente diferente!

Gabriel limpió el pequeño cristal de la ventana con un pañuelo y miró de nuevo a los amantes.

Incluso si no quería admitirlo, ahora lo encontraba inmensamente emocionante.

Ciertamente, había visto a su cuñada innumerables veces, pero, por supuesto, ella había estado vestida hasta ahora. Había hablado con Isabel quién sabe cuántas veces. Por supuesto, se dijo honestamente, a veces también había pensado en su cuerpo. ¿Por que no? Y ahora finalmente tenía la oportunidad de mirarlo, aunque solo en secreto. ¡Sí, podía admirarlo y compararlo con el cuerpo de Amelie!

Isabel ahora parecía haber perdido todas las inhibiciones. Ella estaba inclinada ahora. Sus rodillas todavía estaban enganchadas sobre los asientos delanteros. Y ahora... bueno, ¡ ahora también se quitó el sostén! ¡Sus pechos se dispararon!

Gabriel podía decir que eran más grandes que los senos de Amelie. Pero eran firmes y perfectamente desarrollados.

Isabel estaba ahora inclinada hacia atrás en el asiento y le ofreció seductoramente a León los hemisferios regordetes. ¡Leon se inclinó sobre él y apretó los labios con fuerza alrededor de uno de los pezones grandes y rígidos!

Gabriel vio como Isabel cerraba los ojos con lujurioso abandono. Aunque no podía oír nada, sabía que su cuñada debía estar gimiendo suavemente de placer. Lentamente movió la cabeza de un lado a otro. El cabello negro cubría la mitad de la cara.

¿Qué pasaría si algunos de los que llegaron tarde también quisieran sentarse en la última fila? ¿Si descubrieras a los dos y los sorprendieras con sus actividades lujuriosas? ¿Si alguien viera a León besando el pecho desnudo de su mujer? ¿Y si Isabel gemía demasiado fuerte en su éxtasis sexual? ¿Si entonces algunas otras personas que estaban sentadas más adelante deberían darse la vuelta?

La emoción y la tensión interior de Gabriel crecían de segundo en segundo. Tenía que hacer algo, pero todavía no sabía cómo hacerlo. Simplemente no podía pensar en nada.

Isabel ahora estaba tentadoramente estirada y le ofreció a León la parte superior del cuerpo desnudo sin inhibiciones. Sus manos acariciaron su largo cabello negro azulado brillante. Tenía los ojos cerrados con fuerza y sus labios se movían suavemente, como si estuviera murmurando algo para sí misma.

¡Gabriel observó cómo Isabel ahora acariciaba su estómago plano con ambas manos y enganchaba ambos pulgares debajo de la banda elástica de sus bragas!

¡Gabriel pareció recuperar el aliento!

Y ahora... ¡Dios mío! ¡Ahora se deslizó lentamente las bragas hacia abajo!

Isabel se retorció hábilmente en la silla mientras se bajaba las bragas hasta las caderas. El vello púbico negro azabache y recortado salió a la luz. Movió sus caderas una vez más, luego se quitó las bragas sobre los muslos.

Gabriel centró su mirada codiciosa en la gruta de amor de Isabel. Él solo miró fijamente su abdomen. Ahora lo vio... ¡la puerta de la lujuria! ¡Los labios hinchados traicionaron el más alto nivel de excitación sexual! Brillaban mojados. Gabriel podía ver todos los detalles muy claramente.

¡Ahora Isabel sacó una pierna de sus bragas y la dejó colgando holgadamente sobre el otro muslo, se deslizó un poco más abajo en su asiento y cruzó las rodillas sobre los respaldos de los dos asientos delanteros!

¡En toda su vida Gabriel nunca había visto algo así! ¡Algo tan escandaloso! ¡Algo tan desenfrenado! ¡Juegos sexuales en público! Y en su cine de todos los lugares.

Isabel jugaba con su vello púbico con ambas manos, masajeando su protuberante monte de Venus. Con las yemas de los dedos tocó el clítoris excitado.

Gabriel observó fascinado cómo Isabel ahora se movía como una bailarina de danza del vientre... ¡Llevándose lentamente hacia un orgasmo!

Y ahora... ahora Leon estaba inclinado sobre el monte de Venus de su esposa, sonriendo lascivamente.

Sobresaltado, Gabriel se dio cuenta de que Leon ahora quería lamer el área púbica de su esposa. Aunque Gabriel estaba aterrorizado de que alguien pudiera descubrirlos y sorprenderlos a ambos, no podía negar que él mismo había tenido una erección mientras tanto. Se inclinó ligeramente hacia adelante y usó una mano para ajustar su dura polla para que quedara plana sobre su estómago. ¡Sintió muy claramente que su pene se había vuelto más duro y rígido de lo que había estado en años!

Gabriel estaba casi fuera de sí de lujuria. Apenas podía quitar las manos de su erección. Quería sacárselo de los pantalones y masturbarse mientras observaba la lujuriosa escena que se desarrollaba en el balcón de abajo.

Leon ahora tenía una de las piernas de Isabel alrededor de su cuello. Su rostro estaba enterrado entre los muslos de su esposa. Isabel inclinó ligeramente la cabeza hacia atrás y pareció gemir al sentir la lengua de su marido lamiendo entre sus piernas. Todo su cuerpo comenzó a temblar, y su abdomen encontró con avidez la lengua.

Leon sostuvo el apretado trasero de su esposa con ambas manos y levantó su pelvis ligeramente para tener un mejor acceso a sus tesoros.

Gabriel sintió un intenso ardor y hormigueo en la ingle solo de mirar.

Isabel ahora inclinó la cabeza hacia adelante para poder observar exactamente lo que estaba haciendo Leon. Alcanzó su pecho con una mano y comenzó a jugar con sus dedos en un pezón rígido. Ahora estaba tan baja en su asiento que nadie podía ver su disfrute a menos que alguien apareciera en las inmediaciones.

Gabriel estaba cada vez más molesto. Jadeaba bastante fuerte. Su pene se contrajo con deseo. Con dedos temblorosos se desabrochó la bragueta. Un gemido de puro placer escapó de sus labios mientras miraba a su cuñada.

¡Fue increíble lo que Gabriel pudo ver allí!

No supo más dudas. Prácticamente se arrancó la polla de los pantalones y agarró el eje caliente, duro y espasmódico con una mano. Todo su cuerpo temblaba de intensa necesidad. Miró hacia abajo y vio el pomo en forma de hongo sobresaliendo entre sus dedos.

¡Gabriel no podía recordar haber tenido una erección como esta en toda su vida!

¡Ahora todo lo que quería era follar a cualquier mujer! ¡Oh, él se la mostraría ahora! Su miedo a ser descubierto fue olvidado. Apretó los dientes y lentamente comenzó a masturbarse.

La escena que se desarrollaba ante sus ojos era como un estimulante irresistible.

Gabriel Stöckli simplemente ya no era capaz de jugar al espectador pasivo.

5

Leon se incorporó y jadeó ruidosamente en busca de aire. Se limpió la boca con el dorso de la mano. ¡El cuerpo de Isabel estaba tan increíblemente caliente y húmedo! Miró a su esposa, que seguía jugando con su propio pecho, torciendo, apretando y tirando de un pezón erecto entre el índice y el pulgar. Tenía los ojos bien cerrados y parecía haber olvidado todo lo que la rodeaba.

¡Maldito! pensó Leon, qué pequeña bestia cachonda es.

Leon miró a su alrededor apresuradamente. Si Isabel iba a gemir aún más fuerte que antes, ¡algún otro cinéfilo tenía que estar al tanto de esta escena! Pero hasta ahora nadie parece haber notado nada.

Sonrió para sí mismo. ¿Qué pasaría si los sorprendieras ahora? ¡Deberías ! ¿Qué podrías hacerle? ¡Nada! León, el típico piloto de helicóptero seguro de sí mismo, creía que estaba preparado para cualquier situación.

¡Todo era parte de esta aventura sexual increíblemente emocionante! ¡Porque fue una aventura lamer a su esposa aquí y ahora!

Todo había ido mejor de lo que Leon había pensado. Recordó cómo empezó todo:

Primero fue aquella noche en que hizo que Isabel se quedara completamente desnuda junto a la ventana iluminada. Dos días después, León se había ido a trabajar como de costumbre. Pero por el rabillo del ojo captó un breve destello. Algún objeto brillante debe haber reflejado la luz del sol. Leon subió a su auto, condujo un poco y luego regresó. Había aparcado el coche a una calle de distancia.

Como piloto de rescate, Leon tenía un ojo muy agudo y entrenado. Así fue como muy pronto descubrió al anciano que estaba sentado junto a la ventana y miraba con binoculares a través de la ventana de su departamento.

Cuando León regresó a casa del trabajo esa noche, le contó a Isabel sobre su descubrimiento. La noticia había tenido un efecto electrizante en su esposa.

Como ahora sabía que el anciano la observaba desde el piso superior en el costado, se había vuelto a parar desnuda y en una pose provocativa frente a la ventana iluminada. ¡Eso la había puesto tan cachonda que entonces era fácil jugar todo tipo de juegos con ella! Isabel había tenido que masturbarse frente a la ventana en una posición en la que el anciano pudiera observarla de cerca. Leon le había entregado diferentes consoladores con los que debía masturbarse. Se había follado a su mujer frente a la ventana o incluso en la terraza en todo tipo de posiciones vaginales y anales, siempre asegurándose de que el viejo voyeur del primer piso pudiera observarlo todo de cerca.

¡Y ahora aquí estaban en este cine y habían dado el siguiente paso en sus atrevidas aventuras sexuales! A Leon le pareció que su comportamiento era como una bola de nieve. Una vez que empezó a rodar, no había forma de detenerlo. Fue como una avalancha. No se detendría de nuevo hasta llegar al abismo. Hasta entonces, sin embargo, se llevaría todo con ella.

Isabel ahora se arrodilló en el suelo frente a su asiento. Sus dedos juguetearon con la bragueta de Leon y la desabrochó. Inmediatamente sacó su pene rígido. No se podía negar que ambos temblaban con una codicia desenfrenada. Nunca en sus vidas el amor físico les había parecido tan increíblemente fascinante. Era como una tea ardiente que amenazaba con consumirla.

Al principio, Isabel había sido un poco reticente a ir a este cine con León de todos los lugares, desnudarse y divertirse en presencia de otras personas. Pero cuanto más hablaban de ello, más tentadora le parecía la idea. León sabía lo fácil que sería para él persuadir a su esposa.

"Imagínate", le había susurrado al oído. "¡Así que habrá todos estos hombres en las películas mientras me chupas la polla, desnudo!"

E Isabel lo había imaginado muy vívidamente.

"En el cine de tu cuñado, las funciones tienen una asistencia muy moderada. ¡Ya casi nadie va a estas películas aburridas! ¡Sí, incluso podemos follar allí en la última fila!"

¡aves! Esa vulgaridad obscena le había parecido a Isabel como una antorcha arrojada a un bidón de gas abierto. A Isabel le gustaba demasiado que León le hablara con rudeza y no se anduviera con rodeos, ¡sino que llamase a las cosas por su nombre!

Leon entonces hizo la sugerencia de dejar que otras personas participaran en esta aventura sexual inusual. Isabel había accedido de inmediato, aunque aún no sabía a quién tenía en mente Leon.

¡Leon codiciaba a la atractiva hermana de Isabel! La rubia miel Amelie había ocupado durante mucho tiempo su imaginación. Solo estaba esperando el momento oportuno para convertir sus sueños en realidad. Esa fue también una de las principales razones por las que Leon había decidido ir al cine de Gabriel. Esperaba involucrar primero a Gabriel y luego a Amelie en sus planes.

Pero ahora Leon tenía que concentrarse en su esposa. Isabel sostuvo su rígido pene con fuerza en su mano. Leon echó un rápido vistazo alrededor del cine. Nadie se había fijado en ella todavía. Se recostó en su asiento y cerró los ojos.

Isabel se arrodilló entre las dos filas de asientos y cerró los labios alrededor de la parte superior de la barra dura. Leon ahogó un gemido de placer y le agarró la cabeza con ambas manos.

"¡Avanzar!" él susurró.

Isabel comenzó a chupar ansiosamente. Pero León se imaginó haciéndolo no con su esposa Isabel, sino con su hermana Amelie.

"¡Vamos vamos!" susurró de nuevo.

De repente, León vio a una pareja llegar a las últimas filas, abrirse paso a tientas entre las filas de asientos en la oscuridad y tomar asiento muy cerca.

¡La aventura sexual se volvió cada vez más emocionante!

La excitación sexual de Leon fue bombeada a niveles inconmensurables, y luego eyaculó.

"¡No pares, cariño!" jadeó suavemente. "¡Sigue adelante!"

Sus dedos se enredaron en su cabello. Sus caderas se sacudieron y su semen no parecía querer secarse.

Pero esta vez, los gemidos de Leon habían sido escuchados por otros espectadores. Varias personas se dieron la vuelta, algunas curiosas, otras poco dispuestas. Todo lo que se podía ver era la silueta de un hombre desplomado en el asiento. Isabel seguía agachada en el suelo.

Solo podía ser vista por el voyeur secreto Gabriel. Cuando Gabriel vio a Leon bombear su carga en la boca tragando con avidez de Isabel , él también tuvo un orgasmo.

Pase lo que pase... ¡tenía que hacerlo y lo haría con su cuñada Isabel! Gabriel asumió este momento de supremo éxtasis sexual. ¡Era solo una mujer cachonda!

6

Al volver a vestirse Isabel, llamó más la atención que antes con toda su actividad.

Los gemidos de voluptuosidad de Leon ya habían hecho que varios hombres miraran a su alrededor con curiosidad e interés. Un hombre entró y se sentó justo en frente de León e Isabel mientras la mujer luchaba por volver a ponerse su ajustado vestido rojo. El extraño le guiñó un ojo a Leon y dijo con una sonrisa lasciva: "Bueno, ¿fue agradable? ¿Puedo unirme? ¡Me encantaría follarme a tu esposa!"

Leon se levantó lentamente y tiró de Isabel con él. Le sonrió al otro hombre y susurró: "No, gracias. ¡No son de nuestro agrado!". Luego se rió.

Gabriel casi se perdió el cambio de proyectores. Rápidamente cambió los carretes de película.

Isabel chupó la polla de Leon con una intensidad que nunca podría haber imaginado con Amelie. Pero Amelie solo quería la posición del misionero en completa oscuridad.

Gabriel seguía pensando en lo que acababa de pasar. A pesar de que era sexualmente mojigato, ahora deseaba que Amelie chupara su pinta al menos una vez. También quería acostarse completamente desnudo en la cama y ver a su bella esposa chuparle la polla. Solo pensar en eso envió escalofríos lujuriosos corriendo por su cuerpo nuevamente. ¡A la mierda la posición del misionero!

Para distraerse, Gabriel salió de la sala de proyección después de haber detenido el funcionamiento automático de los dos proyectores.

Abajo, en el vestíbulo de entrada, Gabriel miró a su alrededor con preocupación, pero encontró todo en perfecto orden. Pero luego se asustó. Vio a Retho Rüegg, el joven policía del pueblo, de pie junto a la caja registradora y hablando con Vroni.

¿Y si Retho hubiera entrado antes en la sala de proyección, como hacía a veces? pensó Gabriel horrorizado. ¿Qué hubiera pasado si Retho hubiera visto el ajetreo y el bullicio en la sala de cine? ¡Hubiera sido un buen regalo! ¡alteración del orden público! ¡Y eso en su cine!

Sin prestar más atención al policía, Gabriel giró sobre sus talones. Acaba de ver a Isabel y León entrar en el pasillo. Gabriel estaba de repente muy enojado. ¡ Por algún loco capricho, los dos lo habían puesto en peligro! ¡Pon en riesgo su trabajo!

¡Que se lo lleve el diablo! pensó Gabriel cuando vio la cara sonriente de Leon. ¡Y Isabel! Gabriel la miró a los ojos y no podía creerlo. ¡Isabel parecía aún más atractiva que de costumbre! Y cómo sonreía ahora. Actuando como la inocencia del país!

Gabriel se acercó a los dos. Para poder controlarse, tuvo que apretar los puños con tanta fuerza que los nudillos se le pusieron blancos.

"¡Oye! ¡Ahí está! Hola, Gabriel", llamó León con una sonrisa.

"¡Salir!" Gabriel siseó con inconfundible ira. Tembló por todo su cuerpo.

León frunció el ceño. "¿Qué tienes en mente?"

Isabel se rió divertida. Eso era más de lo que Gabriel podía soportar ahora. ¡Ser burlado por ellos dos también!

"¡Desaparece! ¡En el acto! ¡Y nunca vuelvas a aparecer aquí!" Gabriel casi gritó "¡Si te vuelvo a ver aquí, haré algo!"

Su voz casi se quebró, y su tono amenazador sorprendió a Isabel. "¿Qué pasa, Gabriel?" preguntó preocupada.

Gabriel primero tomó una respiración muy profunda. Tragó saliva varias veces y dudó por un momento, pero luego puso todo en una tarjeta.

"¡Te he estado observando!" espetó.

Pero sus palabras no tuvieron el efecto que Gabriel había esperado.

León sonrió. "¿En realidad?" él dijo. "¿Nos viste?" Él sacudió la cabeza. "¿Quieres decir en el cine mientras Isabel estaba mamando?"

Gabriel lo miró con la boca abierta. Su mirada vagó de un lado a otro entre León e Isabel. Ninguno de los dos se sentía culpable de ninguna manera. A ninguno de los dos parecía importarle que tuvieran un testigo de su juego salvaje.

Esto molestó completamente a Gabriel. Su ira llegó a un punto en el que quería golpear a Leon en la cara. Con el brazo extendido, Gabriel señaló al otro lado del vestíbulo de entrada.

"¡Salir!" siseó.

"Bueno, bueno, mi querido cuñado. Tómatelo con calma, ¿de acuerdo?" Leon dijo, un poco divertido y todavía no parecía estar tomando el asunto muy en serio.

Isabel entendió más rápido que León lo serio que estaba Gabriel sobre su expulsión en este momento. "Simplemente no hay emoción innecesaria", trató de calmar la situación.

La voz de Gabriel era tan baja ahora que a los dos les resultó difícil entenderlo. "Lo juro... si alguno de ustedes aparece aquí una vez más, ¡presentaré una queja en nombre del cine de inmediato!"

Ahora los dos hombres se miraron en silencio por un momento. Cada uno parecía estar mirando al otro evaluativamente.

Leon rompió el silencio primero. "Está bien", dijo y tomó a Isabel de la mano para salir del cine con su esposa. "¡Pero la puntuación entre nosotros aún no está resuelta!"

7

El desagradable incidente del cine no parecía haber afectado a León. Por dentro estaba hirviendo de ira, pero se esforzó por controlarse. No quería apresurar nada.

Más que nada, a Leon le molestaba la hipócrita hipocresía de Gabriel. Apretó los dientes al recordar cómo Gabriel había mirado a Isabel en el vestíbulo del cine cuando le había dicho: "Te he estado observando".

Por fuera, Gabriel había condenado el comportamiento de Isabel, pero León no dudó ni por un segundo que a Gabriel le hubiera encantado estar en su lugar. Sabía que Gabriel había estado pendiente de Isabel durante mucho tiempo.

Así que el tipo la había mirado y luego la había echado del cine. De alguna manera, desde algún lugar, Gabriel había observado el ajetreo y el bullicio en el pasillo. Probablemente de la sala de proyección. El chico definitivamente se lo había pasado bien, ¡pero después actuó como un santo!

Había tratado a León e Isabel como criminales. ¡Pero mientras miraba debe haberse perdido uno!

¡Ese lascivo astuto, hipócrita, hipócrita y de habla suave! ¡Te devolveré el dinero! Pensó Leon furiosamente.

Y así sucedió que Leon finalmente comenzó a tramar un plan de venganza contra Gabriel con Isabel.

El muchacho necesitaba una lección. ¡Se lo merecía y se lo dio a sí mismo!

Leon planeó fría y calculadoramente, casi con la precisión sobria e impersonal de una computadora. ¡Sabía intuitivamente lo que tenía que hacer para vengarse de Gabriel!

Y, por supuesto, Leon conocía la debilidad de su cuñado: ¡ *su dulce y pequeña Amelie* !

Ahora era el momento de concentrarse en Amelie. Al pensar en lo que podría hacer con Amelie, Leon involuntariamente se humedeció los labios con deleite. Planeó con mucho cuidado y consideró exactamente cómo proceder.

Por encima de todo, por supuesto, necesitaba una co-conspiradora: ¡Isabel!

Así que León incluyó a su esposa en sus planes desde el principio, e Isabel accedió de inmediato. Sin embargo, a diferencia de su esposo,

Isabel no era del tipo vengativo. No le guardaba rencor a Gabriel. En el mejor de los casos, lamentaba que todo esto hubiera sucedido en primer lugar. Podía imaginarse cómo se habría sentido Gabriel.

Si ahora estaba de acuerdo con el lamentable plan de Leon, era puro oportunismo. Isabel estaba acostumbrada a subordinarse a su marido dominante. Él era la figura dominante en su matrimonio.

¡Quería seducir a su hermana!
Quería lanzarse a una nueva aventura sexual. Este término había cambiado fundamentalmente a Isabel. Ahora su vida estaba regida por la pasión y el deseo. De hecho, Isabel estaba ansiosa por que su esposo regresara a casa de sus misiones de rescate. A medida que se acercaba la noche, Isabel se volvió más inquieta y agitada. Era adicta al

sexo. Como un alcohólico que siente el licor a su alcance, Isabel esperó a que su marido llegara a casa.

Su útero se mojó tanto que las bragas se le pegaron a la piel. Un hormigueo violento y un ardor comenzaron en lo profundo de sus ingles. Tan pronto como Leon cruzó la puerta, Isabel le rodeó el cuello con ambos brazos y literalmente dejó que su cuerpo se fusionara con el cuerpo de su esposo. Sus muslos se frotaron provocativamente contra sus piernas. A veces, cuando se ponía demasiado cachonda, se quitaba las bragas antes. Descalza, corrió hacia Leon e inmediatamente presionó con fuerza su brillante coño contra su ingle hasta que pudo sentir que el pene de su esposo comenzaba a endurecerse.

Sí, Isabel codiciaba el cuerpo de su marido, siempre quiso hacerlo con él, sin importar cómo, sin importar dónde, con o sin testigos. Era insaciable y usaría cualquier medio para follar.

Y así, Isabel se entusiasmó de inmediato cuando se discutió el plan sobre la mejor manera de seducir a su hermana menor.

Finalmente se acordó que debería invitar a su hermana y luego ponerla en tal estado que Amelie estaría dispuesta a hacerle cualquier cosa a Leon.

La idea de que su propio marido lo hiciera con su propia hermana excitaba a Isabel. Encontró el intercambio de pareja muy interesante. ¿Cómo se sentiría si pudiera ver a Leon y Amelie follando? ¿Celos?

Isabel pensó mucho en esto hasta que llegó a la conclusión de que la excitaría sexualmente. ¡Lo principal era que Leon siempre le permitía estar ahí para todo! Mientras él hiciera eso, ella sería feliz. Ella quería estar involucrada en todo. Si Leon le pedía que lo hiciera, Isabel estaba incluso dispuesta a hacerlo con otros hombres frente a sus ojos. ¡Y luego se le permitiría verlos también! Lo único que importaba exclusivamente era el placer mutuo.

Al mismo tiempo, la idea inquietó un poco a Isabel. Si se embarcaran en una nueva aventura sexual, no habría fin para todas las cosas que podrían hacer juntos. ¡Y qué! Ahora no había vuelta atrás. El sexo a la antigua estaba fuera de discusión ahora. ¡Ahora solo lo inusual llama! ¡La fantasía! ¡Lo prohibido!

¡No! Ya no había ningún pensamiento de volver atrás.

Isabel sabía que sólo se seguiría experimentando, sin restricciones ni escrúpulos morales.

Pero Isabel también entendió que León, con su fuerte personalidad, podría meterlos a ambos en un gran problema. ¿No habían tomado ya grandes riesgos? ¿Qué la detendría ahora de una aventura que Leon elegiría para ambos?

¡Nada!

Después de llegar a esta conclusión, Isabel sintió una nueva sensación de libertad, curiosidad, frivolidad y excitación sexual.

Y así fue como Isabel finalmente accedió a ser parte del complot contra su hermana.

"Hay una cosa más que considerar", le dijo Isabel a Leon. "Gabriel puede que ya le haya dicho a Amelie lo que ahora sabe sobre nosotros".

"¿Y qué?"

"¡En ese caso sería muy difícil, si no imposible, atraer a Amelie aquí!"

Leon bostezó y se estiró. "No creo que Gabriel le haya contado sobre eso", dijo. "¿O te lo imaginas yendo a casa y diciéndole a su dulce esposa hirviendo que vio a su propia hermana chupar la polla de su marido en el cine?"

Isabel tuvo que reírse de eso. "No. No puedo imaginar eso a voluntad", respondió ella.

"¡Pues ya ves! Así que tampoco tienes qué preocuparte. Gabriel no tiene el descaro de decirle a su esposa algo así. Además, debe sentirse culpable por mirarnos tan abiertamente. Y luego cómo te miró a ti". en el vestíbulo de entrada! Así que... ¡como si quisiera follarte allí mismo!

Isabel se humedeció los labios y miró pensativa a su esposo con los párpados bajos.

"Quién sabe... tal vez algún día realmente lo haga", respiró ella.

"¿Hm? ¿Te gustaría follar con él, está bien? Puedes tenerlo. ¡Pero, por supuesto, solo si doy mi consentimiento!"

"Mmm..."

Isabel se acercó un poco más a Leon. Sus dedos juguetearon con la cremallera de sus pantalones. Su cálido aliento rozó la parte posterior de su cuello.

"Leon, te necesito, necesito sentirte", susurró apasionadamente.

Y con eso ambos habían sellado el pacto de incluir a otras personas en sus insaciables juegos amorosos. Pero ninguno de los dos entendió hasta dónde llegarían realmente.

Sobre todo, Leon tenía que conseguir algunos DVD eróticos. Encontró una tienda erótica en línea en las cercanías de Steffisburg. Allí adquirió una serie de películas cuyos títulos le atraían sexualmente. Los llevó a casa y se los presentó a su esposa. Era principalmente porno donde dos mujeres lo hacían con un hombre al mismo tiempo.

Isabel estaba tan excitada con estas películas que una vez más se paró completamente desnuda frente a la ventana iluminada y se masturbó tan voluptuosamente que el corazón del viejo Elias Bärenfels casi se detuvo. El libertino voyeurista casi sufre un infarto mientras miraba con ojos codiciosos mientras ella se masturbaba hasta el clímax con un consolador rojo.

Isabel pronto puso en marcha su plan.

Leon había tenido toda la razón; Gabriel no le había dicho a su esposa una palabra sobre el incidente en el cine.

Isabel pasó por casa de su hermana un día. Solo le tomó unos segundos darse cuenta de que Amelie no tenía idea de lo que había sucedido. ¡Así que Leon había tenido razón una vez más! pensó Isabel para sí misma.

Isabel no había visitado a su hermana menor en mucho tiempo. Amelie levantó una ceja y miró a Isabel de arriba abajo con mucho cuidado.

"Hm... te ves diferente", dijo.

"¿Oh? ¿Qué quieres decir?" Isabel preguntó.

"Yo tampoco lo sé, es diferente. Tienes una expresión tan intensa y tan feliz en tus ojos. Simplemente te ves genial".

"Gracias cariño."

Isabel se pasó una mano por su espesa melena negra como el cuervo. La luz del sol que entraba por la ventana se reflejaba en ella y le daba al cabello un brillo resplandeciente.

"Yo también me siento maravillosa", dijo Isabel, sonriendo con arrogancia a la enfermera. Casi se delató con sus ojos ahora. Ella pensó: ¡Leon tenía razón otra vez! Desde que ella y Leon vivieron aventuras sexuales, se había vuelto mucho más atractiva.

Amelie sintió que la hermana mayor albergaba algún emocionante secreto que aparentemente la estaba ayudando a convertirse en esta floreciente belleza. ¿Acaso Isabel había descubierto una nueva dieta? ¿O visitaba regularmente un salón de belleza? ¿Tal vez ella practicaba deportes? ¿Yoga?

¿O fue León?

¿Debería el cambio de apariencia de Isabel tener algo que ver con Leon?

Pero Isabel no respondió a ninguna de las alusiones de la hermana menor, solo siguió moviendo la cabeza. Simplemente irradiaba la satisfacción que caracteriza a una mujer feliz plenamente satisfecha.

Isabel se preparó para emparejar a su hermana con León, ¡y no se preocupó demasiado!

Isabel sonrió misteriosamente. "Es el cumpleaños de tu esposo a fin de mes. Leon y yo tuvimos la idea de organizar una pequeña fiesta de cumpleaños para Gabriel. ¿En qué piensas?"

Amelie miró a la enfermera sorprendida. Una sonrisa se extendió lentamente por su rostro. "Sí, es una gran idea".

"Por supuesto, todavía no se ha decidido nada definitivamente", dijo Isabel. "Leon y yo solo hemos hablado de eso brevemente hasta ahora. ¿Por qué no vienes a cenar con nosotros mañana por la noche? Podríamos hablar de todo juntos Gabriel está bastante ocupado en el cine los sábados, ¿no?"

"Sí, de hecho", confirmó Amelie. Siempre llega a casa muy tarde.

"Bien. Te esperamos para la cena", dijo Isabel.

Amelie parecía encantada con la idea. "Suena genial."

Isabel dijo casualmente: "Simplemente no le digas a Gabriel a dónde vas mañana por la noche. Se supone que es una sorpresa para él, y no podemos decirle nada de antemano".

Amelie le dio a su hermana un guiño de complicidad, luego arrugó su pequeña nariz en su forma típica.

Amelie era exactamente lo contrario de Isabel. Era bastante apacible, más ecuánime y tranquila que su hermana. Solo en un punto eran similares: ambos podían llegar a tener un cuerpo perfectamente desarrollado. Tal vez Isabel era un poco más redonda que la hermana menor.

Así que las dos mujeres concertaron una cita fija para la noche siguiente.

8

Cuando Amelie tocó el timbre del bloque de pisos el sábado por la noche, no tenía la menor idea de lo que le esperaba hoy.

Amelie estaba vestida con muy buen gusto y sonreía expectante.

Isabel parecía completamente inconsciente de que su hermana menor era, en algunos aspectos, bastante virtuosa y casta por naturaleza. La sexualidad siempre había sido natural para Isabel. Estaba de acuerdo con todo y siempre tenía curiosidad por las nuevas variaciones.

Y así, era natural que Isabel se embarcara en atrevidas y arriesgadas aventuras sexuales con su marido.

Estaba tan excitada por esto que se había dado cuenta de que nunca más sería capaz de conformarse con el sexo normal.

Amelie estaba sentada en la sala de estar, a punto de tomar su segundo trago. Había cruzado sus hermosas piernas.

"Él lo tiene todo", dijo e hizo una mueca de su cara bonita.

"¿Muy fuerte?" preguntó Leon, sonriendo inocentemente a Amelie.

"Creo que le pusiste demasiado alcohol al cóctel", respondió Amelie, alisándose la falda y mirando a Isabel. No le gustó especialmente la forma en que Leon acababa de examinarla.

Por supuesto, Leon e Isabel sabían exactamente cómo proceder con Amelie. Un poco de alcohol podría ser necesario para romper un poco las inhibiciones de Amelie. Tenías que ponerla en un estado de ánimo que hiciera a Amelie un poco más extrovertida. De ahí en adelante, solo debería ser un paso persuadir a Amelie para que vea un DVD erótico. Y si hubiera visto esa película, bueno, ¡tendría que ser un infierno si Amelie no estuviera dispuesta a nada!

Leon supuso que Amelie solo estaba jugando a ser mojigata, pero en realidad sería un bombón. Ciertamente era tan apasionada como su hermana mayor, solo que Amelie simplemente no quería admitirlo, ni siquiera a sí misma. Esto a su vez molestó e irritó a León. Con cada acto sexual de las últimas semanas, Leon pensó en Amelie mientras follaba con Isabel.

Y así su pene volvió a ponerse rígido en sus pantalones, estimulado por la presencia de Amelie.

Leon levantó la copa hacia Amelie y entrechocó las copas con su cuñada. Amelie asintió cortésmente y levantó su copa. Bebió y le sonrió a su hermana que estaba sentada a su lado en el sofá .

Luego hablaron casualmente sobre Gabriel y la fiesta de cumpleaños planeada. Leon hizo todo tipo de sugerencias descaradas. Por ejemplo, dijo: "Deberíamos contratar a una bailarina de striptease para Gabriel".

Amelie ignoró cuidadosamente el comportamiento grosero y vulgar de su cuñado, y cada vez que Leon se acercaba de vez en cuando para besar a Isabel, Amelie siempre miraba a un lado deliberadamente.

Amelie gradualmente se dio cuenta de que la velada estaba comenzando a tomar un curso muy diferente al que en realidad esperaba. Leon le dio a Isabel una cantidad inusual de atención, acariciándola y acariciándola con bastante descaro.

Isabel parecía disfrutar de su ternura y no encontraba la presencia de su hermana perturbadora en absoluto. Los dos lo conducían cada vez más desinhibidos.

Amelie giró la cabeza y miró hacia el rincón más alejado de la habitación mientras Leon se inclinaba sobre Isabel y la besaba ferozmente en la boca mientras deslizaba una mano entre los muslos de su esposa.

Amelie no podía ver a su hermana ahora, pero podía escuchar su respiración apenas reprimida y ligeramente jadeante. De lo contrario, estaba muy tranquilo en la sala de estar. Leon pareció deslizar su mano más y más entre los muslos de su esposa.

Isabel trató de controlarse y reprimir los voluptuosos escalofríos.

Sabía que no llevaba bragas, y era bastante probable que Leon le tocara la vagina muy humedecida.

Amelie luchó por mantener la calma cuando finalmente escuchó a su hermana gemir en voz alta en voluptuoso deleite. Pero su curiosidad era más fuerte. Arriesgó una mirada rápida como un rayo y se sobresaltó violentamente, porque ahora se notaba un agradable hormigueo en sus ingles.

Amelie lentamente perdió la compostura. Se levantó apresuradamente del sofá y se tambaleó hacia la mesa, derramando la mitad de su bebida. Incluso dejó caer el vaso.

"¡Oh! Lo siento por eso. ¡Por favor disculpe!"

Leon inmediatamente se levantó de un salto y comenzó a recoger los cristales rotos y los cubitos de hielo del suelo.

"No pasó nada más", aseguró. "Espera, te traeré otro vaso".

Isabel ahora también se puso de pie y se arregló el vestido. "Voy a hacer algo de música", explicó.

Amelie aceptó la nueva bebida sin mirar a Leon. Su cara estaba muy roja, mostraba manchas agitadas. ¡Todavía imaginaba esa escena en su mente cuando Leon descaradamente deslizó una mano entre los muslos de Isabel para acariciar su coño! Y los gemidos calientes de Isabel todavía resonaban en los oídos de Amelie.

Música suave, sensualmente provocativa llenó la habitación.

Isabel, de pie junto al estéreo, apagó una lámpara. La iluminación de la habitación se volvió un poco más íntima.

Amelie rápidamente tomó un fuerte sorbo de su vaso y supo lo que estaba a punto de pasar... esa sensación de ardor en su garganta, luego ese calor acogedor en su estómago... esa agradable sensación de mareo. Intentó con todas sus fuerzas no toser, pero sus ojos se humedecieron cuando dejó el vaso. Buscó torpemente en su bolso un cigarrillo.

De repente, Leon estaba a su lado. Encendió un fósforo y le dio a Amelie una luz para su cigarrillo. Amelie se inclinó hacia delante y casi perdió el equilibrio. Rápidamente se apoyó en el brazo de Leon.

Leon encendió su cigarrillo y luego retiró lentamente la mano. Sin embargo, en lugar de volver a sentarse, se paró junto a Amelie, con ambas manos en las caderas. Así que

Amelie se vio obligada a mirarlo ahora.

Sus ojos la miraron con ironía y desafío mientras le decía: "Podría fumar algo mejor que un cigarrillo normal".

"¡León!" Isabel llamó desde el pequeño bar en la esquina de la habitación.

"Oh, no hablemos más de eso", dijo Leon en un tono desdeñoso. Miró a Amelie con ira apenas disimulada. "¡Olvidé que estábamos tratando con tu hermana limpia!"

Amelia se sentó. Ella estaba realmente cautivada por este comentario, cuyo significado ahora comprendía completamente. Leon acababa de mencionar algo sobre fumar, y Amelie pensó que sabía a lo que se refería: *¡marihuana! ¡Maceta! ¡Césped!*

Apresuradamente, Amelie tomó otro sorbo profundo de su vaso y luego lo vació hasta el final. Leon tomó el vaso de ella y se acercó a la barra.

"¡Maldición!" dijo enojado. "Realmente podríamos pasar un buen rato. ¡Deberíamos fumar un poco de marihuana primero y luego ver una gran película!"

"¡Leon! ¡No delante de mi hermana!" Isabel dijo con severidad, sonriendo a Amelie.

Amelie trató de seguir esta conversación y entender a dónde iba todo. Parpadeó con fuerza un par de veces. ¿Tres tragos o ya eran cuatro? Ya había perdido la cuenta y ya estaba un poco borracha.

Leon presionó un vaso nuevo en su mano. De nuevo Amelie bebió muy apresuradamente. Isabel se acercó y volvió a sentarse junto a su hermana.

"¿Qué es esa bebida?" Amelie preguntó ansiosamente.

"Este es un Sky American mule hecho con vodka, brandy de albaricoque y jugo de lima. Me encanta este cóctel", respondió Isabel. "¿No te gusta?"

"Sí, es muy bueno".

Amelie tuvo la impresión de que alguien estaba tratando de engañarla para que bebiera a propósito. Ella tomó otro sorbo. Sí, el cóctel sabía muy bien.

Isabel se levantó, cruzó la habitación y apagó otra lámpara. Luego se sentó en el apoyabrazos del sillón y pasó un brazo alrededor de los anchos hombros de León. Abrió las piernas en la posición sentada y ahora mostró muchos muslos. Desde su posición más baja, Amelie podía incluso ver el vello púbico de Isabel como una sombra oscura y se dio cuenta de que la enfermera no llevaba ropa interior. Amelie volvió a pensar en cómo Isabel había estado sentada en el sofá antes y disfrutaba de que Leon jugara entre sus piernas.

¿Qué está pasando realmente aquí? Amelie pensó de nuevo y apartó un mechón de cabello de su frente. El estado de ánimo era extraño. Hubo largas pausas en la conversación y los anfitriones miraban a Amelie con extrañeza.

¿Cuánto tiempo podría haber pasado realmente? se preguntó a sí misma y miró a su alrededor. Miró su bebida distraídamente.

Leon se levantó, tomó el vaso de Amelie y comenzó a hablar con ella. Amelie apenas lo escuchó. Isabel también se había levantado de su asiento y ahora estaba ocupada con el reproductor de DVD que estaba debajo del enorme televisor de pantalla plana.

De repente, Amelie se dio cuenta de que hacía mucho calor en la habitación. Terriblemente caliente. Y apenas había luces encendidas. Te sentaste alrededor de la mesa. Sobre la encimera había platos y vasos vacíos. Borrosa, como si todo le hubiera pasado a otra persona, Amelie recordaba haber comido y reído mucho. Pero ni con la mejor voluntad del mundo pudo reconstruir lo que ella misma había dicho.

Y ahora estaba sentada bebiendo ese cóctel otra vez.

Leon le entregó un cigarrillo ya encendido. Amelie sacudió su cabeza rubia.

"No, gracias", dijo, sorprendida de lo tensa que sonaba su voz. "Yo no fumo hierba".

"Pero acabas de decir que querías inhalar", dijo Isabel, mirando a la enfermera con asombro.

"¿Eso es lo que dije?"

"Si cariño."

"Está bien", dijo Amelie, luego tomó el cigarrillo encendido y enrollado a mano de sus dedos y lo chupó.

Leon le dio un asentimiento de aprobación. "Tienes que mantener el humo en tus pulmones el mayor tiempo posible".

De nuevo le pareció a Amelie como si hubiera pasado un período de tiempo más largo. No podía hacer nada más que sentarse y escuchar la música. Luego hubo algo para beber de nuevo. Más cigarrillos fueron presionados en su mano.

Amelie observó con los párpados levemente bajos mientras Isabel se inclinaba hacia su esposo y lo besaba en la boca. Hasta ahora, Amelie siempre había tratado de ignorar tales escenas. Sólo había arriesgado una mirada furtiva muy fugaz. Pero ahora observaba lo que los dos estaban haciendo con curiosidad no disimulada. No se podía negar que Amelie sintió algo así como un deseo creciente.

De repente todo parecía tan diferente. El cuerpo de Amelie se inundó de sentimientos que nunca había conocido. Había algo como fuego en su sangre mientras observaba las cálidas e íntimas caricias de los demás.

Pero, de repente, Leon dirigió su atención al reproductor de DVD.

"Nos gustaría ver una película ahora", explicó.

"¿Que tipo?" preguntó Amelia.

"El tipo que se suponía que Gabriel mostraría en su cine".

"¿Que tipo?" A melie preguntó sin tener idea.

"Bueno, una película erótica", respondió Leon.

Aturdida como estaba Amelie, estaba empezando a entender. "¿Que acabas de decir?"

"Es una película porno", dijo Isabel, con los ojos brillantes de anticipación.

El silencio volvió a reinar en la habitación. Amelie debería haberse indignado ahora. Pero de alguna manera ya no pudo encontrar la energía para ello. También sabía que era mejor que se fuera ahora. Pero también se sentía incapaz de hacer eso. Trató de concentrarse. Quería levantarse, disculparse e irse a casa.

Pero Amelie no se movió.

Una vaga sonrisa jugaba en sus labios mientras seguía lo que estaba pasando en la televisión.

Alguien se rió.

Atónita, Amelie se dio cuenta de que solo había sido ella.

León habló con su esposa.

Amelie solo lo escuchó desde muy lejos. Se recostó cómodamente, sintiéndose mimada y barata en este momento. Para ser honesta, se admitió a sí misma que siempre había querido ver una película porno caliente. Así que decidió ver esta película. ¡Sólo este! No mas. Después de eso, ella estaría en camino de inmediato. Estaba decidida a hacer eso.

Varias personas se movían en la pantalla. De repente, Amelie vio que había tres personas desnudas. Esto la sobresaltó al principio, pero luego todo lo que sintió fueron voluptuosos escalofríos. Se le puso la piel de gallina. ¡Lo que estaba sucediendo en la pantalla frente a sus ojos nunca lo había visto antes!

Dos mujeres y un hombre yacían en una cama. Los tres estaban desnudos. El hombre estaba en algún lugar entre una pelirroja voluptuosa y una rubia igualmente bien formada.

Amelie no pudo evitar mirar fijamente el pene de este hombre y abrió la boca con asombro. ¡Qué monstruo!

Era el miembro más grande que Amelie había visto jamás. El eje estaba erecto hasta el punto de reventar y sobresalía rígido. Ambas mujeres ahora lo alcanzaron y jugaron con su erección mientras el hombre acariciaba los cuerpos desnudos de las dos mujeres.

Las chicas obviamente estaban muy excitadas ya que sus pezones estaban muy hinchados. Dado que ambas mujeres mantuvieron las piernas ligeramente separadas, se podían ver los labios húmedos y brillantes de los labios.

Amelia estaba asombrada. ¡No podría haber imaginado algo tan obsceno ni en sus sueños más locos! Pero ella registró un ardor caliente y un hormigueo en lo profundo de sus ingles. Se humedeció los labios secos con la punta de la lengua y observó fascinada la actividad en la pantalla.

La pelirroja solo vestía pantimedias de nailon negro. La rubia tenía diminutas bragas que estaban abiertas en la entrepierna, por lo que se podían ver los labios completamente desprovistos de vello.

Las mujeres sonreían voluptuosamente mientras trabajaban en el pene erecto del hombre. Como si estuvieran de acuerdo en silencio, ambos besaron el musculoso torso del hombre.

Amelie observaba todo con asombro mudo, pero también con un deseo cada vez mayor. Su respiración se hizo cada vez más difícil.

El hombre en la pantalla mantuvo los ojos cerrados y parecía haber olvidado todo a su alrededor en la felicidad. Las dos mujeres lamieron el torso musculoso del hombre más y más abajo con la punta de la lengua hasta que alcanzaron su virilidad erecta. La rubia agarró con fuerza el rígido gigante del hombre con una mano y presionó la punta del miembro contra la boca del pelirrojo. Luego, las dos mujeres se turnaron para salpicar el pene tieso con sus labios y sus ágiles lenguas. La cámara se había acercado mucho a la escena para que ahora se pudiera ver todo en primer plano.

Amelie ahora temblaba de emoción. Fue solo con un gran esfuerzo de voluntad que logró apartar los ojos de la televisión y mirar a su hermana.

Leon estaba sentado en una silla con Isabel en su regazo. Amelie podía ver sus piernas, pero estaba demasiado oscuro en la habitación para ver si aún llevaban ropa o no.

Entonces Amelie volvió a concentrarse en lo que estaba sucediendo en la pantalla. Ahora las dos mujeres estaban arrodilladas en la cama al lado del hombre. Ambos sostenían el pene rígido e imponente con una mano cada uno. Parecía como si uno estuviera peleando con el otro por la posesión de este codiciado eje. Ambos movieron sus manos arriba y abajo del palo duro muy rápida y vigorosamente. En el medio, cada uno de ellos puso la punta de la pinta en la boca para una rápida succión. El rubio y el pelirrojo se balanceaban alternativamente arriba y abajo. Los pechos de los dos se mecieron provocativamente de un lado a otro.

Pronto el hombre empezó a hacer muecas y a mover las caderas. Palpó las cabezas de las mujeres con ambas manos y enterró los dedos en su cabello. Empujó las cabezas hacia abajo vigorosamente mientras que al mismo tiempo estiraba la pelvis hacia arriba.

Amelie involuntariamente abrió un poco las piernas y sintió que sus bragas se mojaban mucho. Relajó las rodillas y dejó que los muslos se deslizaran un poco más separados.

La pelirroja ahora estaba chupando el placer del hombre con todas sus fuerzas, mientras que la rubia estaba tendida en la cama y estaba ociosa por el momento.

Amelie observó fascinada cómo la rubia ahora agarraba los senos de la pelirroja y comenzaba a masajear vigorosamente los rollizos hemisferios. Ella acarició los pezones erectos y acunó las amplias tetas con ambas manos. La pelirroja giró la parte superior de su cuerpo para que la rubia ahora tuviera un camino despejado. La rubia respondió de inmediato tomando una tetina rígida en su boca e inmediatamente comenzó a chuparla con fuerza. El rostro de la pelirroja se iluminó de éxtasis. Deslizó el pene del hombre fuera de su boca y se hundió hacia atrás.

La rubia cayó sobre la pelirroja. El hombre se arrastró a un lado y observó a las dos mujeres. Con una mano sostenía su erección húmeda y brillante. La pelirroja ahora yacía boca arriba con las piernas abiertas. Ambos se buscaron la boca.

Amelie nunca había visto algo tan desenfrenado. Mientras tanto, sus propios sentimientos de placer se habían vuelto aún más intensos. Me pregunto si todas las mujeres eran un poco bisexuales. su cabeza se sacudió.

León e Isabel se habían levantado mientras tanto. Amelie pudo ver por el rabillo del ojo cómo los dos se acercaban lentamente a ella. A la luz de la televisión se veía que León e Isabel estaban completamente desnudos.

Y entonces Amelie sintió como su hermana y su cuñado tocaban con avidez todo su cuerpo. Le susurraron cosas descaradas al oído.

¡Eso sólo podía ser un sueño! pensó Amelia. ¡Seguro que no está sucediendo en la vida real! Pero no conmigo... y sin embargo... todo se siente tan increíblemente hermoso.

Antes de que Amelie lo entendiera completamente, ella también estaba completamente desnuda. Estaba acostada en el sofá... y lo que le estaban haciendo ahora... oh... ¡siempre había querido eso!

Allí estaba Amelie ahora, totalmente desnuda y estirada en el sofá. ¡Leon estaba por encima de ella, el marido de su propia hermana! Sonrió con lascivia hacia el cuerpo desnudo de su cuñada.

Pero este repentino despertar duró solo un momento, luego Amelie se rindió de inmediato a estas agradables sensaciones que fluían por todo su cuerpo.

Isabel parecía un ángel vengador desnudo y de cabello oscuro para Amelie. La melena negra de pelo volaba salvajemente alrededor de la parte superior del cuerpo desnudo. Ahora Isabel le gritaba a su marido: "¡Fóllala! Fóllate a mi hermana como es debido".

Amelie sintió las grandes manos del hombre deslizarse entre sus muslos. Ella separó sus muslos un poco más por sí misma. Leon no hizo ningún alboroto, sino que se colocó entre sus piernas. Ni siquiera pensó en insistir en los juegos previos. Podía ver que los labios vaginales de Amelie ya brillaban por la humedad. ¡Estaba lista! Este iba a ser un número que su cuñada distante recordaría durante mucho, mucho tiempo.

Isabel miró a Leon y se dio cuenta de que tenía un hueso asesino. Nunca había visto un pene tan grande, y eso ya era decir algo .

Leon llevó la punta de su polla erecta hasta los labios suaves de Amelie y frotó la raja de arriba abajo. Luego se apartó por un momento.

Isabel vio el pomo hinchado de su marido mojado y reluciente por el jugo del amor de su hermana.

Ahora Leon llevó su instrumento de placer nuevamente al objetivo deseado, buscó la abertura entre los labios sin vello con el glande y luego empujó con fuerza.

Amelie saltó y jadeó por aire. Sintió que la gruesa cabeza del pene entraba lentamente entre sus labios y luego se clavaba vigorosamente.

Así que ahora Leon estaba dentro de ella. ¿Y su hermana?

¿No hizo nada al respecto? ¿No le molestaba que las cosas hubieran llegado a un punto crítico? ¿No estaba celosa en absoluto?

Amelie involuntariamente giró la cabeza hacia un lado y vio que la película aún se estaba reproduciendo. La orgía también estaba ahora en pleno apogeo en la pantalla. La pelirroja de las medias negras de nailon estaba ahora arrodillada a cuatro patas sobre la cama. El hombre estaba detrás de ella, embistiendo su polla en su trasero desde atrás con todas sus fuerzas. Su enorme falo se deslizaba adelante y atrás como el pistón de una máquina bien engrasada. La pelirroja estiró el culo con voluptuosidad y desinhibición.

Sin embargo, lo que provocó un suspiro de profunda admiración en Amelie fue el cuerpo desnudo de su hermana. Isabel estaba a solo unos centímetros de distancia y tenía las piernas ligeramente separadas. Amelie podía ver la hendidura de su vagina, los labios hinchados, húmedos y brillantes. Inhaló el aroma íntimo de la hermana y sintió una sensación de hormigueo desconocida extenderse por su cuerpo.

¡Y luego sucedió! Isabel se arrastró hasta el sofá, se sentó con los muslos abiertos sobre la cabeza de su hermana y bajó el abdomen.

Amelie miró hacia arriba, admirando las maravillosas partes íntimas de la hermana, los labios vaginales ligeramente separados. Podía ver el clítoris saliendo del pliegue de piel listo y excitado. ¡Entonces Amelie levantó la cabeza, sacó la lengua y comenzó a lamer el clítoris de su hermana!

Isabel involuntariamente se estremeció violentamente. Ella sacudió la cabeza y su boca se entreabrió levemente, sugiriendo que estaba gimiendo en voz alta.

Amelie deslizó sus manos debajo de las nalgas de Isabel y las masajeó. Mientras tanto, sus dientes vagaban por la vagina de la hermana. Ella enterró sus mejillas entre sus muslos. Y todavía su lengua no tenía un objetivo.

"¡Vamos!" gimió Isabel.

"Oh, sabes tan bien", respondió Amelie. Ahora que sus dientes estaban en el surco debajo de su área púbica, suspiró y comenzó a lamer fuertemente.

"Sí... oh sí... fóllame", jadeó Isabel.

La punta de la lengua de Amelie rodeó el clítoris hinchado, luego acarició los labios otra vez, encontrando el agujero en la vagina y penetrando la abertura con su lengua. Isabel movió su abdomen, dejando que la lengua de su hermana la follara como un pequeño pene.

Amelie cerró los ojos y metió la lengua en el coño de su hermana al mismo ritmo que Leon la follaba. Amelie podía ver el grado de su propia excitación de sus jugos de amor que fluían libremente.

Los fuertes gemidos y lamentos de la enfermera hicieron que Amelie se emocionara aún más. Ella involuntariamente flexionó sus músculos vaginales, como si de esa manera pudiera meter el pene de Leon aún más profundo en su cueva. Escalofríos salvajes de placer la persiguieron a través de su cuerpo acalorado.

Amelie no podía pensar con claridad en este momento. Olvidado estaba Gabriel, su esposo. Todas las inhibiciones morales fueron olvidadas. Por primera vez en su vida, Amelie cedió a su lujuria sin restricciones. Casi se deleitó en un éxtasis que nunca antes había conocido. Era un manojo de pasión, y solo estaba obsesionada con esa correa grande y rígida que sentía profundamente en su vagina.

Amelie movía sus caderas salvajemente y al mismo tiempo le follaba con la lengua la raja de su hermana. Su trasero se sacudió rítmicamente hacia arriba y hacia abajo. ¡Más! ¡Aún más! La lujuria casi animal había transformado su personalidad. Se aferró a las nalgas de su hermana casi desesperadamente y dejó que le pasara lo que le hiciera el hombre.

Isabel se quedó sin aliento. Su rostro estaba sonrojado. Mantuvo los ojos medio cerrados. Los labios rojos estaban separados y brillaban húmedos. Sus fosas nasales se ensancharon ligeramente mientras observaba a su propia hermana y esposo follar sin inhibiciones.

La lengua codiciosa y ágil en su coño casi la llevó al borde de la locura. Entonces se le ocurrió de repente y en una subida empinada. Primero fue el dolor en los lomos y las caderas, luego el escalofrío en los muslos. Temblaba en ella como un tren que salta cada vez más puntos y baila hacia un contratren. Y luego estaba allí, el impacto, este desgarro en el estómago por segundos, el volcarse y caer en la lujuria que se desvanecía. Isabel experimentó un orgasmo sin precedentes, provocado por la lengua de su hermana menor. A medida que las olas del clímax disminuían lentamente, Isabel se levantó y se dejó caer en una silla.

Llena de fascinación, miró a Amelie y Leon, quienes se

comportaban como animales salvajes. Follaban con un fervor que Isabel nunca había visto en humanos.

Y luego los salvajes gemidos de Amelie resonaron en la habitación. Sonaba casi espeluznante y expresaba el mayor deleite y satisfacción. Tartamudeó algo incoherente, luego de repente gritó con voz aguda, casi quebrada: "¡Sí... oh, sí... cógeme... cógeme...!"

Amelie se encabritó salvajemente y sólo conocía un objetivo: la satisfacción total de su ardiente deseo. El medio ambiente ya no existía para ellos. ¡Gabriel, su marido! ¡Amelie, su hermana! ¡León, su cuñado! ¿Celos? Nada de eso importaba en absoluto ahora. ¡ Lo único que le importaba ahora era que estaba buscando un orgasmo estimulante!

Amelie gritó de nuevo: "Sí... oh sí... dame tu polla caliente... fóllame fuerte y profundo... oh sí... incluso más profundo... muy profundo... sí... . ¡Fóllame...!"

Y luego llegó a un orgasmo abrupto. Su rostro joven y bonito cambió de éxtasis. Daba vueltas y vueltas como una mujer furiosa.

Isabel miró triunfante a su marido. Todo había salido mejor de lo que León e Isabel se habían atrevido a imaginar en sus sueños más locos.

¡La extraordinaria aventura sexual!

Leon se inclinó sobre Amelie. Estaba decidido a enseñar a la joven todos los placeres del sexo, a despertar y atizar su pasión, una y otra vez.

El DVD había terminado.

Leon se levantó y apagó el reproductor de DVD. Encendió una lámpara. A continuación, encendió un cigarrillo de marihuana, dio dos o tres caladas profundas y le pasó el cigarrillo a Isabel.

¡Oh, sí... iba a ser una noche larga, salvaje y erótica!

9

Amelie estaba volviendo lentamente a los hechos, uno por uno. Se sentía como una náufraga flotando sobre un tablón en medio de una espesa niebla en el mar. Naves fantasmas aparecieron dentro y fuera de la oscuridad. La niebla oscureció todo.

A Amelie le estaba costando conectar todos los hechos fantasma.

Yacía en la cama, en su propia cama, segura y cálida, tratando de pensar.

León e Isabel la habían traído a casa. Tuvo el tiempo justo para acostarse y apagar las luces antes de que Gabriel llegara a casa después de la noche diez minutos después.

Amelie escuchó a Gabriel entrar de puntillas en silencio al dormitorio. Lo sintió besarla tiernamente en la frente. Amelie no necesitaba fingir dormir en absoluto, estaba exhausta física y mentalmente.

Intercambió las primeras palabras con Gabriel a la mañana siguiente. Amelie se quedó en la cama un poco más. En primer lugar, todavía estaba bastante cansada y, en segundo lugar, Gabriel no debería ver las huellas de la noche entre sus muslos. No habría sido tan fácil explicárselo.

Gabriel le sonrió a Amelie. "¿Que esta pasando?" preguntó preocupado. "¿Te has resfriado?"

Amelie solo podía maravillarse de sí misma por poder actuar tan bien ahora.

"Me temo que sí. ¡Me siento aplastado!"

"Entonces, ¿por qué no vuelves a la cama? Tengo que ir al cine para una reunión con los propietarios de todos modos".

"Sí, creo que lo haré", respondió Amelie apáticamente con una voz que parecía venir de muy lejos.

Gabriel fue muy atento. Incluso le llevó a Amelie una taza de capuchino y el periódico a la cama.

"Descansa bien", dijo, mirándola con ternura.

Gabriel fue tan cariñoso que Amelie se conmovió profundamente. Fue solo ejerciendo toda su fuerza de voluntad que logró no estallar en lágrimas en el acto.

Pero apenas se había cerrado la puerta del apartamento detrás de Gabriel cuando Amelie se cubrió la cara con ambas manos y comenzó a sollozar ruidosamente. Lloró porque su vida amorosa estaba en desorden.

Se había hundido tanto en su pasión descontrolada anoche que simplemente no podía tener suficiente. Era casi como si se hubiera roto un dique, detrás del cual todos sus sentimientos habían estado bloqueados durante años.

Los eventos salvajes de la noche anterior se reprodujeron en la mente de Amelie. Dio vueltas y vueltas en la cama, sollozando ruidosamente. Trató en vano de dejar de pensar en todo lo que había sucedido esa noche, pero las imágenes simplemente no podían disiparse.

Gabriel se había ido menos de cinco minutos cuando sonó su teléfono celular. Amelie hizo una mueca y miró la máquina.

El sonido estridente volvió a sonar.

Amelie luchó desesperadamente por mantener la compostura. Ella trató de controlarse. Tal vez Gabriel llamó porque había olvidado algo.

Amelie respiró hondo y luego tomó la llamada.

"¿Hola?"

"Buenos días cariño. ¿Cómo te sientes?"

Amelie casi se hundió en el suelo de vergüenza. Era su cuñado Leon. De fondo escuchó despegar un helicóptero. El sonido de la voz de Leon casi la enfermó. Sintió un increíble autodesprecio y repugnancia.

Amelie inmediatamente terminó la llamada, tirando el teléfono celular al suelo como si acabara de quemarse los dedos con él.

Parecía que solo habían pasado unos segundos cuando el teléfono celular volvió a sonar. Amelie lo recogió del suelo y tomó la llamada.

"Eh... ¿sí?" ella tartamudeó.

"Déjate de tonterías, cariño", escuchó decir a Leon.

Terminó la llamada de nuevo. Este juego se repitió dos veces más, luego Amelie apagó el teléfono móvil y se durmió. Se despertó a última hora de la tarde y volvió a encender su iPhone.

Segundos después, una campana rompió el silencio de la sala.

"He estado tratando de comunicarme con usted durante horas, ¡pero el buzón acaba de responder!" La voz de Gabriel salió.

"Dormí y apagué mi teléfono".

"¿Estás bien?" preguntó.

"Sí, por supuesto. Debo haberme quedado dormido de nuevo. Eso es todo".

"¿Te sientes mejor entonces?"

"Oh, sí. Mucho mejor".

"Entonces descansa un poco. Vuelvo a casa a cenar, luego tengo que volver al cine para la proyección nocturna".

"Sí, me lo tomaré con calma", dijo Amelie en voz baja y vacilante y terminó la llamada.

Todavía no podía imaginar cómo podría pasar la cena con Gabriel sin que él se diera cuenta. Ella tampoco sabía cómo explicarle todo. ¿Debería decirle la verdad? Pero ¿cómo podría ella? ¿Cómo podría admitirle a su esposo que había cometido adulterio con su propio cuñado? Gabriel probablemente no le creería de todos modos y pensaría que estaba loca.

¡No! ¡No! No podía decirle lo que había experimentado la noche anterior. Era un secreto que solo le concernía a ella, Isabel y León.

Cerró los ojos y tuvo que admitir que realmente disfrutaba lo que Leon le estaba haciendo. ¡Esa era la verdad, incluso si estaba avergonzada de ello!

Amelie sabía que había varias excusas para su comportamiento. Bebía demasiado y fumaba marihuana. Entonces ella había sido seducida por Leon.

Pero, ¿podría eso realmente contar como una disculpa?

¿No le gustó a ella también? ¿Había protestado o se había defendido?

No, ¡había disfrutado todo por su propia voluntad!

No necesitaba alcohol ni marihuana. ¡Aun así, se habría dejado llevar por su impetuosa pasión!

Ahora se regañó a sí misma por su comportamiento. ¿Cómo podía haber permitido eso?

En ese momento, Amelie se juró a sí misma que no volvería a ver a su hermana Isabel y que ciertamente no quería tener nada que ver más con

Leon. Era un tipo malo, un tipo cachondo que podía destruir rápidamente la autoestima de cualquier mujer.

Pero no importa cuánto luchó Amelie contra eso, simplemente no podía reprimir el recuerdo de los eventos de la noche anterior. Una y otra vez revivía mentalmente todo lo que había vivido.

Se quedó en la cama toda la tarde para reunir fuerzas suficientes para enfrentarse a su marido por la noche.

¡Su marido! ¡Gabriel!

Solo pensar en él, en su linda sonrisa, en su comportamiento amigable, la hacía sentir extremadamente culpable. Pero tenía que admitirse a sí misma que la noche anterior había encontrado una completa satisfacción física como nunca en su vida la había sentido.

De repente, a Amelie le pareció que todo el comportamiento de su esposo no era más que hipocresía. Trató en vano de convencerse a sí misma de que se había comportado indigna y desvergonzadamente. En vano volvió a intentar excusar todo con el hecho de que no había estado en sus cabales. Primero el alcohol y luego la marihuana.

Y, sin embargo, ¡realmente había sucedido! Sí, había sucedido y ella - Ame mentira - ¡lo había disfrutado al máximo!

Amelie se deslizó de la cama. Ella prometió hacer las cosas bien. Ella solo tenía que hacerlo. Tenía que creer que tenía suficiente fuerza de carácter para cambiar las cosas y hacer las cosas bien de nuevo. Iba a seguir siendo su único paso en falso. Ella prometió ser una buena esposa para su esposo de ahora en adelante.

Su celular volvió a sonar. Esta vez ella tomó la llamada con decisión.

"¿Hola?"

"Hola cariño. He estado tratando de comunicarme contigo todo el día".

La voz de Amelie sonaba muy tranquila y fría como el hielo cuando dijo: "¡No quiero volver a saber de ti, Isabel!". Rápidamente agregó: "¡Ninguno de ustedes dos! ¡Ni de ustedes ni de su repugnante esposo!"

"¿Le ruego me disculpe?"

Amelie no respondió pero terminó la conversación. Dejó el teléfono en la mesita de noche y lo miró fijamente. El iPhone volvió a sonar rápidamente. Amelie tomó la llamada.

"¡Oye! ¡Amelie! ¿Qué te pasa? ¿Qué tienes?"

"¡No quiero tener nada más que ver contigo o con ese tipo desagradable al que llamas tu esposo!" Amelie respondió emocionada. "¡Creo que ambos están locos! ¡O enfermos! ¡No quiero volver a ver a ninguno de ustedes!" Su voz todavía sonaba tranquila y fría, pero un poco estridente: "Si alguno de ustedes me vuelve a molestar, les juro que les haré saber a todos que somos una pareja repugnante".

Sin esperar respuesta de su hermana, Amelie terminó la llamada. Respirando con dificultad, miró su iPhone durante unos segundos más. De repente se dio cuenta de que no habría más llamadas. Dejó escapar un profundo suspiro de alivio y fue al baño para darse una ducha larga y profunda.

Cuando Gabriel llegó a casa para la cena, Amelie había recuperado la compostura y ordenado sus pensamientos. Pudo hablar con su esposo tranquilamente, aunque temía que en cualquier momento escucharía sonar su teléfono celular. Pero había tomado la decisión de no dejar que eso la molestara más.

Sin embargo, Gabriel recordó más tarde que Amelie no había mencionado ni una sola vez a su hermana Isabel durante toda la noche. Sin sílaba. Gabriel había mencionado con cautela el nombre de Isabel una o dos veces, prestando atención a la reacción de Amelie con la meticulosidad de un científico. Sin embargo, cada vez que ella había evitado cuidadosamente responder de alguna manera.

Estaba claro para Gabriel que algo drástico debía haber sucedido. Algo similar a lo que había observado en el cine. Amelie probablemente había estado hablando por teléfono con su hermana, e Isabel debió haber hecho algunas indirectas lascivas.

Entonces, como en una conspiración secreta, Gabriel se unió a la intención de su esposa de no volver a mencionar el nombre de Isabel.

La vida de los dos cónyuges pronto volvió a la normalidad.

Al menos eso es lo que Amelie quería con todo su corazón.

Con cada día que pasaba sin incidentes, Amelie sentía esa noche... esa única noche... más y más irreal... más y más como una mala pesadilla cuya memoria se desvanecía lentamente.

Sí, en la superficie todo parecía estar bien de nuevo.

Gabriel se dedicó a su trabajo y Amelie lo mimó con especial cuidado cuando regresó a casa. Hablaron de cosas generales, se sentaron frente al televisor un rato y luego se acostaron.

Amelie estaba muy feliz de que su vida íntima aún apenas se llevara a cabo. Las relaciones sexuales eran muy poco frecuentes y, cuando lo hacían, eran rutinarias y parecían compulsivas.

Gabriel comenzó a trabajar más y más horas extras.

Amelie comenzaba a notar que Gabriel llamaba a casa cada vez más e inventaba nuevas excusas de por qué tenía que trabajar hasta tarde.

Amelie inicialmente trató de reprimir sus sospechas. Ella no quería ser sospechosa. Gabriel no era del tipo que engañaba a su propia esposa.

Pero, ¿realmente no lo era?

¿O tal vez sí?

10

Inicialmente, Leon e Isabel estuvieron molestos durante unos días por el duro rechazo que Amelie les había dado, pero al principio estaban demasiado ocupados consigo mismos para pensar más en ello.

Pero entonces, un día, Leon estalló: "¡Simplemente no me gusta que me traten con tanta condescendencia personas que son cachondas y traviesas! ¡Viste por ti mismo cómo se comportó Amelie aquí con nosotros en ese entonces!"

"¡Y terminando la conversación a mitad de la oración! ¡Mi propia hermana! ¡Impertinencia!" dijo Isabel.

"¡Ella expiará eso, esa perra!" León crujió.

Isabel , como siempre, estuvo de acuerdo con su marido, pero por momentos albergaba dudas.

"Pero, Leon, en realidad los sedujimos".

"¡Disparates!" León respondió enérgicamente. "¡Solo le hicimos saber lo que quería hacer ella misma! Tú mismo lo viste. Una vez que empezamos, ella era imparable".

"Pero... el vodka... y la marihuana..."

"¡Mierda! ¡Simplemente sacó a relucir sus deseos más íntimos!"

"Quizás tengas razón."

"¡Bueno, verás! Pero aún no hemos terminado con ella. Sabes, tengo una idea..."

"¿Que idea?" preguntó Isabel con curiosidad. Ella confiaba

completamente en su esposo. Leon la besó en la boca y sonrió.

"¡Voy a usar mi arma secreta ahora!" dijo sonriendo. "Es decir... ¡tú!"

Isabel parecía desconcertada. "¿Lo que estás haciendo?"

"Quiero que dejes que Gabriel te folle para que podamos vengarnos de Amelie por su arrogancia", espetó Leon.

Los dos se quedaron en la cocina. Isabel movió la parte inferior de su cuerpo provocativamente.

"¿Y crees que dejaría que me cogiera?"

Leon sonrió a su esposa y le dio una palmada en el trasero. "¡Te lo pido! ¡Además, me follé a tu hermana y ahora es tu turno! ¡Solo tienes que sacrificarte, hazlo por mí!"

"Hmm... si me lo pides, pero solo pensaré en ti cada segundo mientras me toca".

Y así se acordó ahora que Isabel debería tratar de seducir a Gabriel.

Por supuesto, Leon hizo todos los preparativos y, como siempre, su plan era simple y prometedor.

Gabriel estaba sentado en su pequeña oficina ocupado con la caja registradora cuando sonó el teléfono.

Era una llamada interna de la caja registradora. Él cogió el teléfono. "¿Sí, que puedo hacer por tí?"

"Sr. Stöckli, alguien está en la caja y quiere hablar con usted", dijo Vroni, el asistente temporal.

"¿Yo? ¿Quién es?"

Dice ser tu cuñada Isabel Greifenstein.

"Isabel...?" Gabriel repitió lentamente y no supo qué decir

ahora. ¿Por qué había venido Isabel aquí? ¿Qué quería ella de él? ¿Por qué quería hablar con él? Bueno, tal vez era algo importante. Tal vez ella estaba preocupada. Gabriel vaciló por un segundo o dos, luego dijo resueltamente: "¡Envíalos aquí, Vroni!"

Gabriel colgó el teléfono y se quedó mirando la máquina. Luego fue rápidamente al pequeño baño al lado de su oficina y se miró en el espejo. A pesar de todo lo que había pasado, Gabriel quería causar una buena impresión. Pronto estaría solo con esta mujer que había visto chupando la polla de su marido.

Sonriendo, Gabriel pensó en todos los placeres salvajes que Isabel había disfrutado con su esposo esa noche en el cine.

Isabel entró en la oficina radiante.

Al verla, el corazón de Gabriel se aceleró.

Hasta el más mínimo movimiento dejó claro a Isabel que no llevaba sostén. Sus amplios senos llenaban pesadamente la ajustada blusa y ondulaban seductoramente bajo la delicada tela. Los pezones brillaban a través de la tela como cerezas maduras.

Gabriel trató de no mirar demasiado el tamaño del busto de Isabel, pero no pudo evitar notar que los senos de Isabel eran un poco más grandes que los de Amelie. No, no había la menor duda de eso. ¡Isabel podría tener las curvas más eróticas que su hermana menor!

Isabel se sentó.

Gabriel trató de actuar con serenidad y serenidad, pero otra circunstancia ocupaba su imaginación. No podía ver ninguna ropa interior a través de la tela de la falda ajustada.

¿Era posible que Isabel solo llevara la blusa, la falda y los zapatos?

Cruzó las piernas y mostró muchos muslos desnudos. Gabriel apartó la mirada apresuradamente.

Recuperándose enérgicamente, miró aparentemente tranquilo a los ojos azules de Isabel, que contrastaban tan atractivamente con el cabello negro azabache.

"¿Puedo preguntar sobre el propósito de esta visita inesperada y no deseada?" preguntó Gabriel con frialdad, esperando que su voz no lo delatara.

Isabel se recostó en la silla y le sonrió a Gabriel. El profundo abismo entre sus pechos firmes era claramente visible. Isabel se veía muy atractiva y deseable. Su piel estaba tirante y bronceada.

Gabriel no pudo evitar imaginar su gruta de amor. El vello púbico de color negro azabache y recortado debe contrastar bien con la piel blanca lechosa. Su pene comenzó a responder. Trató de ignorar esto, incluso si tenía grandes dificultades para hacerlo.

Isabel sacó un cigarrillo de su bolso y se lo metió entre los labios rojos, húmedos y brillantes. Miró atentamente a Gabriel con los ojos entrecerrados.

"¿El propósito de esta visita?" Isabel repitió. "¡Quería verte!"

"Yo...?" Gabriel preguntó sin comprender. La respuesta descarada de Isabel lo había dejado inseguro. Avergonzado, buscó fósforos pero tiró toda la caja sobre el escritorio. Apresuradamente cogió una cerilla, la encendió y le dio fuego a Isabel para su cigarrillo. Él sonrió bastante atormentado. Tuvo que inclinarse mucho sobre el escritorio y permaneció en esa posición por un momento. Su mirada estaba fija en los hermosos senos.

Isabel también se inclinó hacia adelante y le dio a Gabriel una buena mirada a la blusa escotada.

Gabriel miró fijamente el tentador valle entre los firmes pechos y casi gimió de deseo.

Isabel sostuvo su muñeca con una mano mientras dejaba que él la encendiera.

Ese toque fue suficiente para que su pene se hinchara hasta el punto del dolor. Isabel agarró su blusa con la mano libre y desabrochó dos botones más en cuestión de segundos.

Como hipnotizado, Gabriel vio como uno de los senos maduros

aparecía desnudo. El duro pezón sobresalía rígido y orgulloso.

Entonces Isabel se incorporó de nuevo, soltó la muñeca de Gabriel y se recostó en la silla. ¡La parte superior de su cuerpo temblaba ligeramente!

Gabriel juntó las manos y se quedó mirando el escritorio.

"¿Por qué estás aquí ahora, Isabel?" preguntó.

"Ya te lo dije", respondió ella, sonriendo.

"¿En serio? Hm, sí... por mi culpa, dijiste eso, ¿no?"

Isabel le echó una bocanada de humo en la cara. Al mismo tiempo, una bocanada de su perfume flotó hacia él.

¡Gabriel se sonrojó al darse cuenta de que Isabel había venido a seducirlo!

¿Me encontró atractivo? disparó a través de su cabeza. Su frente ya estaba cubierta con finas gotas de sudor.

"Sí, dije eso," ella respiró.

"Yo... creo que sería mejor si te fueras", tartamudeó.

Isabel ignoró sus palabras. "Pareces un poco nervioso e irritable. No vine aquí para asaltarte".

Sin mirarla, Gabriel señaló la puerta con el brazo extendido y jadeó: "¡Fuera!"

Ahora el rostro de aspecto exótico de Isabel adquirió una expresión severa. Ella se puso de pie lentamente.

Ahora Gabriel tenía que mirarla.

Con un gesto rutinario, Isabel desabrochó el broche de la falda, dejando caer la tela al suelo, y se plantó frente a él, desnuda de cintura para abajo.

Gabriel se estremeció como si acabara de recibir una descarga eléctrica. Isabel abrió las piernas lenta y provocativamente. Se había afeitado completamente el área púbica, solo que en el monte de Venus había un triángulo de cabello negro profundo recortado. Los labios de su vagina eran suaves como el trasero de un niño y brillaban húmedos.

"Escucha, Gabriel", comenzó Isabel en voz baja. "Cállate ahora, por favor. ¡Todo lo que tengo que hacer es salir al pasillo y pedir ayuda a gritos! ¿Entiendes? Si aparezco afuera en este estado y grito en voz alta, vas a tener un infierno ". ¡Hay muchas explicaciones que hacer! ¿Entiendes?"

Gabriel la miró con asombro e incredulidad. Asintió lentamente y dio una rápida mirada hacia la puerta.

Isabel se había fijado en la mirada de su cuñado. Ella también miró en su dirección. Luego alargó la mano y deslizó el cerrojo. Ahora nadie podía entrar desde fuera. Isabel se volvió hacia Gabriel y le sonrió seductoramente. ¡Ella era la devoción personificada!

"Bueno, ¿te gusto al menos un poco?" ella respiró. "¿Qué tal? ¿Vamos a fingir que soy una prostituta paga con la que puedes hacer lo que quieras ? ¡Realmente todo! Esa idea me emocionaría..."

Gabriel cerró los ojos por un momento y respiró hondo. ¡No había tal cosa! Debe haberlo soñado todo. Y sin embargo... no se podía negar que todo esto estaba sucediendo ante sus ojos.

Y si Isabel, la hermana de su esposa, se hubiera arriesgado entonces en todos esos juegos en el teatro, ¡sin duda sería capaz de llevarlo hasta el final!

Gabriel volvió a abrir los ojos y volvió a mirar a Isabel. Lentamente agarró su pecho desnudo y lo meció provocativamente con una mano.

"Bueno, ¿te gustaría unirte a nuestro juego?" ¡Soy una puta comprada y haré cualquier cosa que me pidas! ¡Solamente todo!"

¡Todos!

Su voz sonaba profunda y ronca.

Una palabra: ¡ *todo* ! parecía estar colgando pesadamente en el aire.

Y a Gabriel no se le ocurría otra cosa que esta palabra prometedora: ¡ *Todo* !

El hecho de haber visto antes a Isabel en el cine le daba total credibilidad a su afirmación.

"¿Por qué?" Gabriel finalmente salió con voz tensa. "¿Por qué yo?"

Anne rodeó lentamente el escritorio. "Porque siempre me has entusiasmado. Siempre quise que me follaras duro. ¿Nunca te diste cuenta de eso?"

"Er... no... no, en realidad no", respondió, con la boca seca.

Isabel sabía que había ganado. Ella era muy consciente del efecto de su cuerpo casi desnudo y exhibido tan provocativamente. Sonrió seductoramente a Gabriel y pensó triunfante: ¡Así que Leon tenía razón otra vez!

Gabriel, por otro lado, se convenció a sí mismo de que, después de todo, solo era humano. Era un hombre... y aquí... justo en frente de él... ¡estaba una mujer! ¡Una mujer muy atractiva que acababa de prometerle que haría cualquier cosa con él!

"Realmente haré cualquier cosa que desees", respiró con una voz que hizo vibrar su pene.

¿Qué hombre podría haberse resistido a ella?

Y la puerta estaba cerrada. Nadie podía molestarla. Gabriel dejó ir todas las inhibiciones. Saltó de su asiento y se arrancó la ropa de su cuerpo.

Su pene salió rígido y moviéndose mientras tiraba descuidadamente sus pantalones a un lado. Era salvaje y estaba cerca de volverse loco de lujuria. Y así atacó a su cuñada casi como un hombre hambriento. De repente se sintió completamente libre mientras se quitaba la ropa interior y se la quitaba rápidamente.

Carne desnuda, caliente y firme... así fue como los dos se encontraron en medio de la habitación y de inmediato comenzaron a acariciarse.

Isabel lo esperaba, ligeramente agazapada como un gato salvaje listo para saltar. Tenía las piernas bien separadas y mantenía las rodillas ligeramente flexionadas.

Gabriel inmediatamente alcanzó con avidez los senos perfectamente desarrollados de Isabel con ambas manos y los masajeó febrilmente. Se frotó las verrugas entre el pulgar y el índice.

Isabel hizo una mueca de éxtasis y sintió que el deseo se acumulaba en sus ingles.

Entonces Gabriel puso su mano derecha en su área púbica. Acarició suavemente el vello púbico negro bien afeitado. Con la punta de su dedo medio tocó el clítoris ya erecto .

Bajo ese toque, la pasión de Isabel estalló.

Ella tomó represalias ahora encerrando firmemente el miembro duro del hombre con una mano, luego tomándolo entre ambas manos y masajeándolo. Cuando comenzó a masturbarse con Gabriel, apretó los labios contra su boca y metió la lengua entre sus dientes.

Gabriel rodeó la furiosa figura femenina con ambos brazos, la atrajo hacia su pecho y cayó al suelo con ella. El fuerte estruendo ciertamente se podía escuchar afuera, pero afortunadamente para ella, el vestíbulo estaba vacío en este momento.

Isabel se quedó sin aliento por un momento. Ella jadeó por aire. De repente se puso extrañamente oscuro a su alrededor, y pensó seriamente que iba a perder el conocimiento.

Gabriel sintió que el cuerpo de la mujer se relajaba debajo de él por un segundo. Su boca se torció en una sonrisa burlona. ¡Ahora la tenía donde siempre la quiso! Rodó por el suelo y tiró de Isabel hacia él. Con ambas manos alcanzó su trasero y masajeó los hemisferios regordetes. Eran sólidos y bellamente formados, tal como Gabriel los había imaginado. Su cuerpo se sentía suave y cálido.

Isabel empezaba a pensar con claridad otra vez. Ella levantó la cabeza y presionó sus labios contra su boca impetuosamente de nuevo. Al mismo tiempo ella se agachó entre sus piernas con una mano para la gran polla de nuevo.

Gabriel respiró agitadamente cuando sintió que los dedos fríos de la mujer se apretaban alrededor de su eje caliente y duro. Él inclinó la cabeza hacia adelante y le devolvió el beso apasionadamente. El olor de Isabel lo embriagó y lo robó hasta la última pizca de cordura. No reconoció su perfume, pero le recordó a flores frescas.

Isabel frotó su cuerpo provocativamente contra Gabriel, empujando su pelvis contra su entrepierna varias veces. Luego se giró bruscamente en el suelo y agarró a Gabriel. Al mismo tiempo, abrió mucho las piernas para dejarle espacio. Lo abrazó con mucha fuerza y sus manos parecían querer explorar su cuerpo por todas partes a la vez.

El pene de Gabriel se presionó con fuerza contra el muslo de Isabel y finalmente se deslizó por sí solo en la ranura estrecha y sin vello de su vulva.

Isabel felizmente levantó su abdomen hacia él para poder recibir mejor sus embestidas. Gabriel aprovechó la oportunidad para deslizar ambas manos debajo de su trasero antes de que pudiera tocar el suelo de nuevo.

Isabel se relajó y se echó hacia atrás. Había alcanzado su objetivo.

El pene de Gabriel había penetrado profundamente en su vagina y ella comenzó a hacer movimientos rítmicos con su abdomen. La flexión de los músculos bajo la piel bronceada por el sol reveló que esta mujer tenía una fuerza física considerable, que ahora estaba usando al máximo.

"¡Vete a la mierda!" jadeó Isabel. "¡Te sientes muy bien!" Estiró su abdomen plano y tenso.

Gabriel tiró de su trasero hacia arriba con ambas manos y presionó su pelvis contra su entrepierna. Se movió lentamente hacia arriba y hacia abajo hasta que pudo sentir que la hendidura abierta se humedecía con cada segundo que pasaba.

Isabel igualó hábilmente los movimientos del hombre mientras giraba sus caderas.

"¡Oh... sí, fóllame...!" ella suspiró, sus ojos apretados con fuerza. Ella se retorció y actuó como un salvaje debajo de él.

Ahora Gabriel no pudo contenerse más. Empujó abruptamente, embistiendo su rígido miembro tan profundo como pudo en la vagina que se contraía.

"¡Ooooh...!" Isabel inmediatamente volvió a gemir cuando sintió que su falo chocaba contra su cuello uterino.

Gabriel sintió una sensación de triunfo casi increíble. Mientras golpeaba con fuerza a Isabel, la cara de León seguía apareciendo en su mente. ¡Ese bastardo! Me follo a su esposa que maravillosa venganza por su arrogancia.

¡Finalmente los tengo debajo de mí! el pensó. ¡Y ya puedo prometerle que no será la última vez!

Oh, sí... ¡Gabriel se iluminó muy rápido! Una idea salvaje, lujuriosa y emocionante pasó por su cerebro: ¡Quiero y me la follaré una vez, si el arrogante Leon está mirando! ¡Entonces mi venganza será perfecta !

"¡Ohhhh... sí...!" gritó Isabel. "Pero ahora... oh... ¡méteme otro dedo en el trasero!" Aaaahhhh... sí, ¡adelante! Vamos... métetelo hasta el fondo..."

Gabriel inicialmente apretó las nalgas firmes de la mujer apasionadamente agitada con ambas manos mientras continuaba empujando su falo con poderosas embestidas profundamente en la vagina caliente, húmeda y espasmódica. Sólo muy gradualmente separó un poco sus nalgas y usó la punta de su dedo medio para buscar la pequeña y estrecha roseta de su ano.

De repente había encontrado la pequeña abertura. Experimentalmente, lo tocó un poco con la yema del dedo y luego lo empujó suavemente. El esfínter ofreció un poco de resistencia al principio, pero segundos después cedió a la presión persistente del dedo. Gabriel perforó el dedo medio casi sin esfuerzo en el canal anal.

Isabel hizo una mueca muy violenta y gimió. "Oh, sí... ahhh, ¡eso se siente tan bien!"

Gabriel apretó aún más fuerte. El dedo se deslizó aún más profundamente en su intestino caliente.

"¡Oooooohhhh...!" ella tartamudeó fuera de sí. "Sí... aún más profundo... ¡oh, eso es bueno...!"

Gabriel cumplió con su deseo. Ahora coordinó los empujes del pene con los movimientos bruscos de su dedo medio. Isabel abrió aún más las piernas y las levantó en el aire para darle a Gabriel un mejor acceso a ambos orificios.

Gabriel sintió que su pene se hinchaba más y más en la vagina apretada y húmeda, como si quisiera estallar. Sus testículos abultados golpearon ruidosamente contra sus nalgas.

Con Isabel, no sería mucho ahora, pensó Gabriel. Sabía que podía contenerse por un tiempo más. Pero Isabel definitivamente vendría pronto. Gabriel así lo esperaba, de todos modos. Intensificó la fuerza de sus embestidas y movió su dedo medio más y más rápido en su ano.

Los muslos de Isabel comenzaron a tensarse ya tener espasmos. A partir de esto, Gabriel pudo ver que ella se estaba acercando rápidamente a un clímax.

Isabel recibió las embestidas del hombre cada vez más rápido. Ella hizo ruidos de gorgoteo que parecían provenir de lo más profundo de su pecho. Aparentemente, ahora había perdido por completo el control de su propio cuerpo.

El darse cuenta de que Isabel estaba a punto de hacerlo solo animó aún más a Gabriel.

"¡Oh... fóllame!" gimió Isabel. "¡Así que fóllame! ¡Más rápido! ¡Más profundo! ¡Más fuerte! Oh... ooohh... ¡sí...! ¡Fóllame!"

Despidió a Gabriel aún más, usando todas las expresiones

vulgares que conocía. Cerró las piernas sobre su espalda y tamborileó sobre ellas con los talones. Sus rodillas estaban dobladas y presionadas con fuerza contra sus pechos. De esta manera, su vagina estaba completamente abierta y expuesta a las largas y poderosas embestidas del hombre. Isabel puso los ojos en blanco. Su rostro estaba torcido en una máscara de pura lujuria. Su cuerpo aspiraba a la explosión final que ya temblaba.

Entonces Isabel de repente cerró los ojos. Sabía que León la estaba esperando en casa. Inmediatamente, ambos se desnudarían por completo y follarían a sus anchas mientras ella le contaba todo en detalle... todo lo que estaba pasando entre ella y su cuñado aquí mismo en esta pequeña oficina.

"¡Gabriel, por favor fóllame más fuerte!" Isabel jadeó con impaciencia. "¡Estoy apunto de!" Abrió la boca y se quedó sin aliento. Su cuerpo se retorció en una rendición extática. "Oh... sí... ahora... ¡me estoy corriendo! Ah... viene... oh... ahhh... ¡viene hacia mí!"

Como para convencerse a sí misma, repitió esta afirmación varias veces seguidas.

aventura sexual!

¡Si eso es! ¡Voy a ser cogida locamente por el marido de mi hermana, pensó! lo seduje Y ahora estamos a punto de llegar. ¡Y haré todo, todo por él y con él! ¡Y todo por orden y aprobación de mi esposo!

Los dos cuerpos desnudos aplaudieron ruidosamente uno contra el otro. Isabel contuvo la respiración por un momento y luego la dejó escapar. Su cuerpo se hundió exhausto sobre la suave alfombra. Ella se quedó muy quieta. Solo su coño todavía se retorcía alrededor del pene rígido.

Gabriel empujó de nuevo, luego se quedó quieto para darle a Isabel un momento de descanso.

11

"Oh, eso fue hermoso", susurró Isabel. "Francamente, nunca me habían follado así en mi vida".

"Aún no hemos terminado con eso", dijo Gabriel halagado.

"¡Oh, cielos!" Isabel suspiró apreciativamente. "¡Pero te contuviste durante mucho tiempo!"

"Disfruto cada segundo con la mujer más hermosa que he conocido en mi vida".

"Eres dulce. Date la vuelta", le exigió Isabel y lo miró misteriosamente. "Quiero darte una recompensa especial por tu cumplido".

Gabriel sacó su pene de su vagina húmeda. No le gustaba hacerlo porque se sentía tan cálido y cómodo en su cueva de placer. Pero también tenía curiosidad por saber qué tramaba Isabel. Con Amelie, nada más que el coito normal era posible.

A regañadientes, Gabriel rodó fuera del suave vientre de su cuñada, rodó sobre su espalda, se puso de pie y se puso de pie, respirando con dificultad.

Isabel se arrodilló frente a él. Gabriel se sentó en el borde del escritorio con el trasero desnudo y separó las piernas. Inmediatamente se colocó entre ellos. Gabriel miró hacia abajo expectante.

Isabel alcanzó sus firmes pechos con ambas manos, se deslizó un poco más cerca sobre sus rodillas y atrapó el rígido pene en el profundo valle entre sus tetas. Se apretó los senos con fuerza, de modo que ahora solo se veía la cabeza hinchada de color rojo oscuro del eje.

Gabriel observó fascinado cómo Isabel ahora inclinaba la cabeza y acercaba la boca a la punta del palo de amor. Suspirando, soltó sus senos, sostuvo su eje con una mano y comenzó a acariciarlo con un ritmo excitante.

La dulzura de la experiencia sorprendió a Gabriel. De repente, Isabel dejó que su lengua se lanzara y juguetonamente perforó la punta en la pequeña abertura del glande.

Ante este contacto inesperado, Gabriel se estremeció como si estuviera electrificado. Escalofríos lujuriosos le recorrieron la columna. Entonces los labios de la mujer se cerraron alrededor de la dura vara y la deslizaron hacia abajo hasta que tuvo una parte considerable del pene en su boca.

"Oh...!" Gabriel gimió y miró fijamente el rostro contorsionado por la lujuria de su cuñada. La vista agitó aún más sus emociones.

Isabel alcanzó sus bolas con una mano y comenzó a masajearlas suavemente. Con el pulgar y el índice de la otra mano, agarró la base del pene. Luego comenzó a chupar rítmicamente. Su cabeza se movía arriba y abajo.

Mientras Gabriel observaba esto, de repente se dio cuenta de que Isabel le estaba haciendo lo mismo que le había hecho a León en el cine hace poco tiempo.

Isabel sintió la reacción positiva del hombre e intensificó la succión. Pasó suavemente los dientes sobre la piel sensible y tensa. Con ambas manos tiró de Gabriel hacia abajo desde el borde del escritorio hasta que estuvo allí de pie con las piernas separadas. Sus manos se cerraron alrededor de sus nalgas acalambradas. Acercó sus ingles aún más a su cara, la lengua parpadeando provocativamente sobre el pomo hinchado.

Gabriel sintió que se acercaba rápidamente a un orgasmo. Le sostuvo la cabeza con ambas manos y sacudió las caderas con lascivia.

Isabel se comportó como alguien que ha perdido completamente los estribos. Besó y lamió con tanta avidez como si no pudiera tener suficiente de esa vara dura.

Gabriel sintió que sus músculos abdominales se contraían y se tensaban, como si estuvieran a punto de romperse. Ligeramente agachado, se paró allí y empujó su pene profundamente en la boca de la mujer mientras ella intentaba con movimientos rítmicos y espasmódicos acercar su pelvis más y más a la meta.

Gabriel gimió. Sus labios se movían febrilmente. Murmuró las cosas más locas para sí mismo. Y luego llegó el momento.

El momento crítico había llegado para él. Un sonido sordo y gutural salió de lo más profundo de su pecho. Sintió su esperma hervir a fuego lento y correr a través del eje. Bombeó salpicadura tras salpicadura de líquido caliente y pegajoso en la boca de la mujer que todavía chupaba con avidez.

Isabel hizo todo lo posible para manejar el ataque de la multitud. Tragó con avidez y una expresión transfigurada cruzó su rostro.

Gabriel tenía ambas manos en su cabello y sostenía su cabeza mientras dejaba salir sus sentimientos reprimidos.

Isabel tragó y jadeó por aire. Casi pareció ahogarse. Pero ella todavía chupaba con avidez.

El pene se aflojó lentamente en la boca de la mujer. Gabriel se quedó allí, con las piernas temblando. Isabel ahora solo besó el miembro con mucha delicadeza y ternura hasta que hubo atraído hasta la última gota.

12

Amelie ha estado teniendo muy malos sueños últimamente. Daba vueltas y vueltas en la cama y cuando despertó estaba empapada en sudor y muy excitada sexualmente. Intentó en vano dejar de pensar en esos sueños. Estaba avergonzada de sí misma y tenía mala conciencia hacia Gabriel.

Se dio la vuelta al pensar en Gabriel. Pero su marido no estaba allí, ha estado fuera mucho últimamente. Siguió encontrando nuevas excusas para mantenerse alejado. ¡Excusas, ella podía sentir eso!

Amelie se incorporó sobre un codo y miró la esfera luminosa del despertador.

Ciento quince.

¡Y Gabriel todavía no había vuelto a casa!

Cuando Amelie se puso a pensar en ello, había visto muy pocas veces a su marido en estos días. Gabriel se levantó por la mañana, se duchó, se vistió y luego salió corriendo de la casa. Casi todas las veces prometió hacer un esfuerzo para llegar temprano a casa hoy.

Al principio, Amelie se había alegrado de que Gabriel le prestara tan poca atención. Le tomó un tiempo volver a encontrarse a sí misma. Tenía que llegar a un acuerdo consigo misma.

Ahora estaba acostada boca arriba, tratando de volver a dormir. Pero fue inútil. Estaba completamente despierta y simplemente tenía que seguir mirando el despertador.

¿Dónde crees que se quedó Gabriel?

Una vez que Amelie se hizo esta pregunta, no pudo ser expulsada de sus pensamientos. Tenía que seguir pensando en ello y cavilando sobre ello.

Los minutos transcurrían con una lentitud insoportable.

Amelie yacía muy quieta en la cama, escuchando cualquier sonido que anunciara el regreso a casa de su esposo. Intentó mantener la calma, no pensar más.

Pero, ¿dónde estaba Gabriel?

¿Estaba realmente trabajando horas extras, como había afirmado? ¿Estaba todavía en el cine?

¿O estaba en otro lugar?

En esta actuación, Amelie hizo correr un escalofrío helado por su espalda. Intentó desesperadamente volver a dormirse para escapar de sus pensamientos, de sus persistentes dudas. A pesar de todo, ella no lo logró.

Finalmente, Amelie se sentó en la cama. Pensó febrilmente. Si Gabriel todavía estaba en el trabajo, entonces todo estaba bien.

Pero, ¿y si este no es el caso? Entonces, ¿dónde estaba?

Amelie se obligó a calmarse. Necesitaba cigarrillos. Tal vez debería dar una pequeña vuelta. Por distracción. Tal vez entonces sería capaz de dormir.

¡Sí, de hecho! Se levantaría ahora, se pondría un abrigo cálido sobre el camisón y luego compraría un paquete de cigarrillos. De camino podría pasarse por el cine para ver si el coche de Gabriel seguía allí.

Sólo una cosa de rutina.

Si Gabriel todavía está en el cine, podría entrar. Antes de que Amelie realmente entendiera lo que estaba haciendo, ya se había puesto un abrigo y estaba corriendo hacia el auto. Tenía las llaves del coche en la mano.

Todo estaba oscuro y silencioso en el vecindario. Amelie encendió el motor e involuntariamente saltó ante el ruido inusualmente fuerte. Condujo el coche fuera del camino de entrada. No encendió las luces delanteras hasta que estuvo media cuadra calle abajo. No quería llamar la atención del vecindario a esta hora tan temprana.

Tan pronto como giró hacia la calle principal, olvidó por completo sus cigarrillos y condujo directamente al cine.

El edificio estaba completamente a oscuras. La calle estaba vacía. No había luces encendidas en ninguna parte de toda la cuadra. Esto despertó las sospechas de Amelie mientras conducía lentamente alrededor de la cuadra. Buscó en vano cualquier señal de vida. No dio ninguno.

El corazón de Amelie comenzó a latir con fuerza. Pero sonrió con valentía y recordó que Gabriel solía aparcar detrás del cine.

Dobló por una pequeña calle lateral y condujo hasta el estacionamiento detrás del cine. Casi gritó de alegría cuando vio el auto de su esposo estacionado allí en la oscuridad. Era el único vehículo en el pequeño estacionamiento privado. El coche estaba muy cerca de la puerta principal.

Amelie pensó que vio un tenue destello de luz en la casa. Estacionó su auto y caminó hacia la puerta.

Ella había observado correctamente. Una luz tenue brillaba detrás de la puerta. Amelie había ido a menudo al cine. Así que ella sabía que esa puerta era una puerta de escenario. A través de él uno se colocaba detrás de la pantalla y podía ver el interior del auditorio.

Ella agarró la manija de la puerta . No estaba cerrado. Ahora lo abrió con cuidado y luego vio de dónde venía el destello de luz.

¡Desde la pantalla de cine!

Así que Gabriel parecía estar viendo una película que probablemente quería mostrar en un futuro cercano.

Ahora Amelie pensó que recordaba. ¿No mencionó Gabriel algo sobre un festival de cine en su última excusa?

Amelie se deslizó en la habitación y cerró la puerta.

13

———

La pantalla se iluminó con colores brillantes.

Así que Gabriel en realidad estaba viendo una película, pero no parecía tener banda sonora. ¿O Gabriel había apagado el sonido?

Debido a que Amelie estaba detrás de la pantalla, le era imposible ver ninguna de las imágenes. Estaba demasiado cerca de él, haciendo que todo pareciera grande y borroso, como un caleidoscopio de colores mezclados.

Amelie se apretó el abrigo alrededor de los hombros. En la oscuridad, interrumpida sólo por la luz parpadeante de la proyección, tanteó lentamente el camino a lo largo de la parte posterior de la pantalla de cine. Ella estaba tramando algo loco. O algo tonto. Quería subir al escenario y hacer algo estúpido. Tal vez cantar un éxito. O hacer un baile. Cualquier cosa. Quería llamar la atención de Gabriel.

Amelie ya se estaba preparando para subir al escenario cuando de repente se congeló en medio del movimiento. Todavía estaba escondida en las sombras oscuras.

La película continuó.

El auditorio estaba completamente vacío.

El haz de luz del proyector cortó la oscuridad en un cono e iluminó la pantalla.

Amelie no tardó mucho en darse cuenta de qué tipo de película se proyectaba allí.

¡Era una película porno!

La película trataba sobre dos jovencitas voluptuosas que hacían todo tipo de cosas lujuriosas con un hombre. Los tres estaban completamente desnudos.

Pero no era lo que estaba pasando en la pantalla grande lo que aterrorizaba a Amelie.

¡Tu vista ofrecía una imagen completamente diferente!

Un colchón había sido extendido allí en el escenario... ¡y en ese colchón estaba pasando algo increíble! Amelie se metió la mano en la boca para evitar gritar en voz alta. tomó varias respiraciones profundas para calmarse.

Allí en el escenario estaban Gabriel... e Isabel... ¡y León!

¡Los tres estaban desnudos y obviamente no se habían dado cuenta de que Amelie estaba parada cerca!

Amelie se quedó mirando la increíble escena que se desarrollaba ante sus ojos:

Isabel se arrodilló desnuda a cuatro patas sobre el colchón. Sus pechos firmes colgaban llenos y pesados, balanceándose al menor movimiento. La piel brillaba húmeda. El rostro mostraba una expresión de éxtasis y también estaba cubierto por una película de humedad. Isabel chupó el pene de su marido. Leon yacía desnudo frente a ella y tenía sus atléticas piernas bien abiertas. Una sonrisa lujuriosa jugó alrededor de su boca. Isabel chupó con avidez el eje de su marido. De vez en cuando su mirada vagaba hacia la pantalla de cine para seguir lo que estaba pasando allí. León hizo lo mismo. Él también miraba ocasionalmente la escena de la película con los ojos entrecerrados.

Sin embargo, la mirada de Amelie se centró casi exclusivamente en su marido, que estaba arrodillado detrás del trasero desnudo y vuelto hacia arriba de Isabel. Él agarró sus caderas. ¡Con embestidas largas y poderosas, clavó su rígido pene en la vagina abierta de Isabel!

Gabriel, mi esposo, la cabeza de Amelie se sacudió, ¡se folla a mi propia hermana!

Amelie estuvo cerca de desmayarse. Los pensamientos se arremolinaban caóticamente detrás de su frente. Solo una consideración cristalizó muy claramente: *¡Ahora los dos, Isabel y León, le han hecho a Gabriel lo que ya me han hecho a mí!*

¡La audacia de este esfuerzo de repente encendió una chispa lujuriosa y ardiente en Amelie!

¡Sin pensarlo dos veces, subió al escenario! ¡Estaba gritando fuerte y llena de ira lista para atacar a todos!

Durante unos segundos hubo una confusión indescriptible. Cayeron cuerpos desnudos. Maldiciones y gritos ahogados llenaron la habitación.

Gabriel y Leon agarraron a Amelie mientras ella intentaba golpear, patear, arañar y morder.

Fue una escena espeluznante.

Una amarga pelea se produjo en el escenario . La acción de la película porno seguía rodando en la pantalla detrás de ella.

Amelie gritó y se enfureció. Escupió en las caras de los hombres. Isabel estaba un poco apartada, con ambas manos en las caderas. Estiró su pelvis desnuda hacia adelante y observó lo que hacía su hermana menor con evidente diversión.

Un enorme pene hinchado de lujuria y lujuria se mostró en primer plano en la pantalla. Dos labios rojos brillantes aparecieron a la vista. Una lengua sobresalía de una boca, ahora tocando la punta del pene gigantesco.

"¡Te destruiré! ¡Destruye!" gritó Amelie. "¡Voy a ir a la policía! ¡Los reportaré a todos! Déjame ir, ¿entendido? ¿No has oído? deberías soltarme ¡DEJARME!"

Amelie estaba fuera de sí de ira e indignación. Vengatividad : sólo este sentimiento determinaba sus acciones.

"¡Me vengaré de todos ustedes!" gritó indignada mientras continuaba luchando contra los dos hombres fuertes.

Tanto Leon como Gabriel estaban a punto de explotar. Antes de que Amelie apareciera tan abruptamente, ambos hombres ya habían estado cerca del orgasmo. Ese fue el final por ahora. ¡Pero tenían las manos llenas de una furia furiosa!

Los hombres se quedaron jadeando; sus cuerpos desnudos brillaban de sudor. Ambos todavía tenían una erección gigante; sus genitales sobresalían rígidos, irritados e hinchados. La vara de Leon brillaba con la saliva de su esposa. El pene de Gabriel estaba cubierto con el flujo vaginal de Isabel.

Cada uno de los dos hombres sostuvo uno de los brazos de Amelie convulsivamente.

Dar hacer el amor había terminado!

¿O tal vez todavía no?

¿Quizás esto es solo el comienzo de todo?

Ambos hombres parecían tener ese pensamiento al mismo tiempo.

De repente se sonrieron el uno al otro.

14

Amelie gradualmente abandonó su resistencia.

Solo entonces los dos hombres notaron que Amelie estaba descalza. Isabel se acercó a la hermana menor y abrió su abrigo.

Ahora los tres vieron que Amelie solo vestía un camisón debajo del abrigo. Isabel sonrió amablemente a la enfermera, se quitó el abrigo y luego también el camisón.

Amelie dejó que todo sucediera sin voluntad. De hecho, tuvo que admitirse a sí misma que todo lo que estaba pasando ahora la excitaba violentamente.

Los otros tres se quedaron mirando a la rubia desnuda, cuyos encantos estaban ahora expuestos a todas las miradas... los pechos perfectamente formados con los pezones largos y erectos... el vientre plano... la delgada franja de vello púbico rubio... el largas, esbeltas, piernas torneadas...

Amelie poseía el cuerpo de una diosa, una perfección creada por un maestro, y eclipsaba incluso el atractivo de la hermana mayor.

Durante unos segundos hubo un silencio absoluto en el escenario.

Las cuatro personas se miraron escrutadoramente. Todos parecían estar pensando lo mismo. Cada uno leyó el deseo lujurioso en los ojos del otro.

Amelie ahora se dejó llevar por esta atmósfera sexualmente acalorada. Todos parecían pensar: *¡Ya no importa* ! ¡Hemos llegado tan lejos que ya no hay vuelta atrás para ninguno de los dos!

Gabriel fue el primero en tomar la iniciativa. Se volvió hacia su esposa y la empujó sobre el colchón.

Las figuras desnudas seguían actuando en la pantalla de cine.

Amelie había quedado atrapada en el torbellino de los acontecimientos, pero ahora no sentía ni ira ni indignación, como los otros tres, solo deseo desenfrenado.

Gabriel hizo que Amelie se acostara boca abajo para que su trasero desnudo se le presentara de una manera tentadora.

Detrás de ellos en la pantalla de cine, esa boca todavía estaba chupando el gigantesco pene agrandado que casi llenaba toda la superficie.

Amelie sintió que el colchón cedía debajo de ella mientras Gabriel se recostaba sobre ella. Su miembro se deslizó entre sus nalgas. Acarició la piel desnuda de su esposa con ambas manos.

Amelie involuntariamente levantó un poco la pelvis y suspiró cuando el pene se deslizó por su raja. Intuitivamente entendió lo que Gabriel iba a hacer con ella ahora. Apretó los senos de su esposa con ambas manos y comenzó a amasarlos vigorosamente. Amelie cerró los ojos con mucha fuerza y se entregó a sus sentimientos de lujuria sin control.

"Oh, querida, qué firmes se sienten tus tetas sexys", respiró Gabriel.

Leon aparentemente también quería convencerse de esto, porque Amelie notó que sus manos ahora estaban masajeando sus senos.

Gabriel se enderezó y se deslizó un poco hacia atrás. Miró entre los muslos ligeramente separados de su esposa y con avidez miró los labios afeitados, húmedos y brillantes. Puso su dedo medio en los labios vaginales y jugó provocativamente con la hendidura hinchada. De vez en cuando acariciaba el clítoris, luego metía el dedo bastante profundo entre las paredes húmedas de la vagina.

Desde ese segundo Amelie perdió el control de su cuerpo. Sólo contaban las ganas y las manos, que continuaban su juego con pasión y curiosidad.

Gabriel lo condujo mejor. Separó las nalgas de Amelie con una mano y jugó con su ano. Amelie contuvo la respiración por un momento. Un dedo fue insertado lenta y cuidadosamente en su ano. Amelie dejó escapar el aliento bruscamente. El dedo entró en el canal caliente hasta el primer nudillo.

Automáticamente apretó las nalgas. Su esfínter apretó el dedo penetrado como una goma elástica. Gabriel sonrió lascivamente y metió el dedo un poco más profundo. Luego lo empujó de un lado a otro.

Ahora Amelie comenzó a gemir suavemente. Sintió sentimientos como nunca antes los había experimentado.

Gabriel retiró su dedo de su trasero. Amelie casi gimió de decepción. Sus ojos estaban en la pantalla. Sus ojos brillaron y miró con asombro esta erección monstruosamente agrandada, que ahora casi parecía reventar la pantalla.

Gabriel vio de inmediato que Amelie se distrajo por un momento. Retiró el grueso prepucio de su tensa polla, dejando al descubierto el glande rojo oscuro e hinchado. Ahora lo apuntó directamente a la pequeña y estrecha roseta que acababa de preparar con el dedo para el nuevo y mucho más grande intruso.

Amelie seguía mirando la pantalla fascinada.

Gabriel separó las nalgas de Amelie de nuevo con ambas manos, luego se empujó un poco más arriba de su espalda desnuda. Llevó la punta de su pinta dura a los húmedos labios vaginales y humedeció el glande.

Y este toque hizo que Amelie se estremeciera violentamente. Su cuerpo sufrió un espasmo involuntario cuando sintió que el eje duro estaba siendo empujado en su muesca.

Ahora Gabriel se apoyó en ambos codos y estiró las caderas hacia adelante. Apuntó la punta del pene que se retorcía hambrientamente directamente al ano.

Y entonces Amelie ya lo sintió... esta presión de la varilla dura contra su esfínter. Ella dejó escapar una fuerte exclamación entrecortada. Cuando giró un poco la cabeza hacia un lado, vio como Leon acariciaba lascivamente a su esposa, mientras ambos observaban con atención lo que ahora pretendía hacer Gabriel con su esposa.

Gabriel empujó un poco más fuerte.

El esfínter acalambrado de Amelie cedió. El miembro duro del hombre penetró su intestino caliente.

León e Isabel ahora se acercaron un poco más al colchón para poder observar todo aún mejor. Ambos se burlaban de los genitales del otro. Sus rostros estaban torcidos por la lujuria.

Antes de que Gabriel estirara la pelvis hacia adelante con un fuerte tirón, sonrió triunfalmente a León e Isabel. Luego embistió su eje hasta la mitad del canal trasero de su esposa con un solo empujón fuerte.

Amelie dio un repentino sobresalto y movió su trasero, pero eso solo la empaló más en el poste duro. Y luego volvió a sentir las manos de Leon sobre su cuerpo. Le acarició la espalda desnuda y se notaba claramente lo emocionado que estaba por lo que estaba pasando.

Gabriel agarró las caderas de su esposa y levantó un poco su abdomen, de modo que ella tuvo que encontrarlo aún más con su trasero.

Ya era una escena estimulante la que ahora se desarrollaba en el escenario frente a la pantalla de cine, donde aún continuaba la acción de la película porno.

León se arrastró sobre el colchón y se olvidó por completo de su esposa en ese momento. Su mirada estaba fija en el trasero estirado de su cuñada. Amelie sintió que Leon alcanzaba sus senos y comenzó a masajear impetuosamente la carne blanca y regordeta.

Isabel, cuyo cabello negro azulado estaba suelto y salvaje alrededor de su cabeza, estaba hipnotizada por toda la escena. Estaba acostada de lado, apoyando la cara sobre un codo. Una pierna estaba estirada en el aire y una rodilla doblada. Trabajó dos dedos en su propio coño húmedo mientras observaba lo que los dos hombres le estaban haciendo a su hermana.

"¡Dale la vuelta, Gabriel!" León jadeó.

Gabriel seguía concentrado en el excitante coito anal con su mujer. Ahora le sonrió a Leon.

Con una sonrisa lasciva, Gabriel rodó sobre su costado y jaló a Amelie hacia atrás sobre él. Gabriel había logrado este cambio de posición sin dejar que su pene se deslizara fuera del ano de Amelie.

Leon asintió satisfecho e inmediatamente se lanzó sobre Amelie. Se colocó entre sus piernas abiertas y apuntó su gigante rígido y espasmódico directamente a la abertura sin vello de su vagina.

Amelie gimió más y más fuerte cuando se dio cuenta de lo que Leon estaba haciendo con ella. Cuando él la penetró, sintió ganas de gritar de placer.

Isabel observaba todo lo que sucedía ante sus ojos con una codicia desenfrenada. Estaba en un estado en el que no había lugar para ningún otro pensamiento que no fuera el sexo. Jugando con su propio coño, provocándose cada vez más, vio cómo Leon y Gabriel ahora habían encontrado un ritmo común y estaban follando a Amelie al mismo tiempo, uno desde arriba y el otro desde abajo.

Amelie yacía entre los dos hombres y disfrutó de la experiencia única. Ella sacudió la cabeza salvajemente. Ella también conocía ahora una sola meta. Quería llegar al orgasmo.

Gabriel había colocado ambas manos sobre el cuerpo de Amelie y estaba apretando los pezones largos y erectos. Amelie sintió que se mojaba increíblemente entre sus piernas. Todo su ser parecía enfocarse exclusivamente en esas dos aberturas en su cuerpo, que estaban siendo empujadas simultáneamente por dos hombres.

De repente, Amelie supo que siempre se había estado engañando a sí misma. Estaba hecha para el sexo, pero las inhibiciones para las que había sido entrenada le impidieron seguir sus impulsos.

Sus ojos se agrandaron y gimió, "Oh... sí... fóllame... fóllame a los dos... por favor... ¡nunca pares...!"

Amelie ahora acompañaba cada empujón entre los dos hombres con obscenos estímulos. León y Gabriel estaban casi locos de pasión. Golpearon a Amelie más y más fuerte, ¡y ahora la rubia estaba trabajando duro!

Mientras tanto, Isabel había metido dos dedos en su coño y se penetraba al mismo ritmo que los hombres se presentaban con su hermana.

Los cuatro estaban extremadamente emocionados y animados. Comenzaron a jadear y gemir cada vez más fuerte, ya emitir extraños e incomprensibles gritos de placer.

"¡Aaaahhh... ooooooh...!" Amélie jadeó. "¡Fóllame hasta el fondo! ¡Siempre limpio! ¡En ambos agujeros al mismo tiempo! Destrózame Ohhh... ¡así que fóllame aún más fuerte...!"

Y la locura siguió y siguió y siguió. Los cuerpos desnudos se retorcían desinhibida y lascivamente en devoción sexual. La orgía parecía llegar a su clímax.

Amelie explotó primero. Se olvidó de todo lo que la rodeaba y se abandonó sólo a la tremenda fuerza de su inicio del orgasmo. Ya nada importaba. Ya nada importaba . Nadie significaba nada para ella. No había nada más que su propia lujuria desenfrenada que amenazaba con desgarrar todo su cuerpo.

"Llename...!" ella jadeó. "¡Ahora! ¡Ahora! Sí... ¡así que lléname con tu jugo! ¡Con tu esperma! ¡Echa tu carga en mis agujeros al mismo tiempo!"

Los músculos vaginales y anales de Amelie se contrajeron al mismo tiempo, chupando con avidez las pollas nerviosas de ambos hombres.

Y luego Gabriel comenzó a dejar escapar pequeños gritos cortos. Casi simultáneamente, Amelie sintió que una corriente caliente se derramaba en su cuerpo tembloroso. Amelie movió su cuerpo como una bailarina de danza del vientre entre los dos hombres. Todavía estaba temblando con los espasmos de su propio clímax cuando Gabriel bombeó su carga en su culo. Eso desencadenó sentimientos sensacionales en Amelie. Ella nunca había experimentado algo así. ¡Ni siquiera había imaginado que tal cosa existiera!

Mientras Gabriel aún eyaculaba, León de repente se sacudió violentamente, gimiendo voluptuosamente. Embistió su pene una vez más con todas sus fuerzas tan profundo como pudo en la vagina de Amelie, luego se corrió también.

Amelie fue superada momentáneamente por un éxtasis desenfrenado.

Y entonces todo terminó...

15

————

Durante bastante tiempo, el fuerte jadeo aún se podía escuchar en el escenario. Los cuerpos calientes brillaban en la luz parpadeante que se reflejaba en la pantalla.

La película porno seguía en marcha.

Ninguno de los cuatro había prestado la más mínima atención a este hecho durante los últimos minutos. Todos habían estado ocupados solo con ellos mismos.

Leon finalmente salió de Amelie. Su pene fláccido y manchado de jugo se deslizó fuera del agujero en su vagina con un sonido suave.

Entonces Gabriel también se movió. Levantó ligeramente el

cuerpo de su esposa y empujó a Amelie hacia abajo. Su pinta se deslizó fuera del estrecho y caliente canal anal.

Amelie yacía relajada sobre su espalda con las piernas abiertas obscenamente. Sintió una brisa fresca y fresca en sus genitales sobrecalentados.

Isabel miró a los tres familiares desnudos que yacían completamente exhaustos y satisfechos sobre el colchón. Su cuerpo ansiaba ser follado con la misma intensidad. Pero las colas de los hombres estaban flojas y cansadas, pasaría un tiempo antes de que volvieran a estar operativas.

Miró a Amelie, examinando con curiosidad la vagina de su hermana. Se había dejado una franja de cabello rubio miel de aproximadamente una pulgada de ancho en el monte de

Venus. El resto del área púbica se afeitó meticulosamente. Los labios mayores estaban severamente hinchados y abiertos. Al abrir las piernas, Isabel tenía una visión clara de los labios menores e incluso del agujero oscuro de la vagina. El esperma de Leon brotó de esta abertura.

Isabel miró más profundamente y se fijó en el ano dilatado de la hermana. El esfínter estaba abierto, lo que permitía ver el intestino oscuro. El esperma también se derramó por esta abertura, aquí estaba el semen de Gabriel.

Esta vista creó coloridos destellos de lujuria y deseo en Isabel. Saltó con una exclamación de lujuria, se dejó caer entre las piernas de la hermana e inmediatamente presionó su rostro contra su área púbica. Besó el clítoris erecto, que ahora tenía el tamaño de un guisante. Mordisqueó y chupó la perla de placer hasta que sintió que el abdomen de la hermana comenzaba a temblar. Luego colocó su boca sobre los labios vaginales de Amelie y chupó el semen de su esposo. Chupó y lamió con un fervor que recordaba a la locura leve. Luego su cabeza se deslizó más abajo y besó el ano de la hermana, chupando con avidez la semilla de Gabriel del ano. No podía parar de mordisquear, masticar, chupar y chupar hasta que escuchó los fuertes gritos de placer de su hermana.

Los dos hombres exhaustos observaron el sexo lésbico de las hermanas. De vez en cuando miraban hacia arriba. En la pantalla, una niña estaba ahora arrodillada en el suelo en medio de una habitación. Tres hombres lo rodearon. Todos ya estaban muy excitados sexualmente.

Cada uno de ellos tenía una enorme erección. La niña dirigió una de las correas duras a su boca y comenzó a chuparla. Entonces sus manos buscaron los otros dos instrumentos de placer y comenzaron a acariciarlos. Los hombres se agacharon y se turnaron para masajear los pechos de la chica arrodillada.

Estos estímulos hicieron que los genitales de Leon y Gabriel se pusieran rígidos nuevamente. Cayeron con fervor sobre los cuerpos de sus mujeres.

¡Iba a ser una noche larga, muy larga!

dieciséis

Gabriel encendió un cigarrillo, dio una larga calada, luego puso la colilla en el cenicero y dirigió su atención al proyector de películas. Hábil y cuidadosamente enhebró la película. Después de eso, revisó todo nuevamente con mucho cuidado para asegurarse de que todos los carretes de película estuvieran en la posición correcta.

Sí, todo estuvo bien.

La demostración podría comenzar.

Gabriel alcanzó su cigarrillo de nuevo y miró por la ventana azul. El auditorio se llenó. Él sonrió satisfecho. Otra actuación con entradas agotadas.

Ha sido así casi todas las noches desde que Gabriel decidió hacer un cambio drástico de programa.

Sin embargo, no había sido fácil persuadir a los dueños de los cines. Gabriel había usado todos sus poderes de persuasión para persuadir a los empresarios de que también cambiaran de opinión .

Al final, sin embargo, se le dio carta blanca. La gente confiaba en él. Y cuando llegaron los primeros estados de caja, todas las contradicciones quedaron en silencio. Y Gabriel incluso consiguió un gran aumento.

Sí... ¡las cosas se habían vuelto decididamente a su favor últimamente! Gabriel realmente podría estar muy satisfecho. Sonrió cuando vio a su esposa, Amelie, bajar por el pasillo oscuro y tomar asiento en la última fila. Isabel también estaba por ahí en alguna parte. Y por supuesto León.

¡Pero los dos no habían venido a organizar juegos de amor! ¡Había sexo más que suficiente en la pantalla grande!

En este cine ahora solo se proyectaban películas porno cachondas y eso llenaba la taquilla, aunque las mujeres tenían entrada libre.

Las parejas entraron y se sentaron en el auditorio a oscuras para ver la pantalla grande mientras los actores desnudos se abrazaban, hacían el amor y se masturbaban.

Leon, Isabel y Amelie estaban allí con un propósito muy específico.

Ahora no se trataba de que tuvieran sexo. Estaban buscando ciertas parejas y luego tratando de ponerse en contacto con ellas.

Ahora se había formado un club, que ya tenía diez parejas en él... ¡veinte personas!

Se tuvo sumo cuidado en la selección de estas personas. Si enfocaste tu atención en cierta pareja, entonces hubo una discusión larga y detallada al respecto. Se hicieron investigaciones precisas. Todos los datos personales tenían que ser determinados.

Nunca hacías nada si no estabas de acuerdo. Pero luego, cuando planeabas algo, lo hacías con una dedicación salvaje.

Hasta el momento, ninguna de las parejas elegidas había tenido la más mínima oportunidad de pensar en lo que realmente estaba sucediendo. Todo sucedió con tanta rapidez y rapidez que los afectados solo se dieron cuenta de lo que realmente se estaba jugando cuando ya era demasiado tarde. Entonces no hubo vuelta atrás.

Hasta el momento, nunca había habido un error en la selección de las parejas.

Cada una de las parejas elegidas fue iniciada por el resto con una salvaje orgía sexual... y esta orgía encontró su plenitud en el escenario frente a la pantalla de cine... cuando todas las luces habían estado apagadas durante horas y todas las puertas estaban cerradas. bloqueado de forma segura.

Amelie e Isabel siempre había sido desnudar a la nueva pareja. Solo entonces se unieron Gabriel y León.

Entonces todos siempre hacían lo que les decían los demás en el auditorio. La película que se mostró allí en realidad solo sirvió para poner a los miembros del club en el estado de ánimo adecuado.

Cuando el cine estuvo cerrado, se repartieron cócteles de alta graduación. Pero cada uno de estos encuentros altamente eróticos siempre terminaba con una orgía sexual masiva en el escenario.

Esta noche León y Gabriel han querido dar la bienvenida e inaugurar a un nuevo miembro en el club.

Era una chica sureña muy atractiva y menuda que trabajaba detrás del mostrador en el supermercado local.

Gabriel estaba ansioso por explorar este cuerpo magníficamente formado con sus manos. No podía esperar. Con suerte, sería una fiesta particularmente salvaje. Con suerte, los hombres presentes en el auditorio pedirían todo tipo de cosas, tanto posibles como imposibles.

Para Gabriel y León no había nada más en el sector sexual que los dos hombres no estuvieran dispuestos a hacer. Por supuesto, la encantadora cajera también era una mujer casada. Su esposo trabajaba como comerciante de frutas. Isabel y Amelie deberían cuidarlo a su manera.

¡Oh, sí... prometía ser otra velada interesante y particularmente emocionante!

17

Gabriel miró a través del cristal azulado de la pequeña mirilla de la sala de proyección.

Recordó aquella noche en que había mirado hacia un balcón casi vacío. En ese momento había visto a León e Isabel bajando por el pasillo.

¿Hace cuánto tiempo fue eso?

A Gabriel le pareció una eternidad. Todo parecía haber sucedido en un mundo completamente diferente.

En realidad, el lapso de tiempo fue solo de unos pocos meses, ¡pero pareció una eternidad!

¡Mientras tanto, había experimentado muchas cosas nuevas!

A veces, el propio Gabriel no podía comprender lo abruptamente que había cambiado su vida en tan poco tiempo... ¡cambiado desde cero! ¡Y eso no solo se aplicaba a él, sino también a su esposa Amelie, que solía ser tan mojigata y que ya no era reconocible hoy en día!

Gabriel dio otra larga calada a su cigarrillo. Sacudió la cabeza al pensar en los tremendos cambios que habían ocurrido en su vida.

De repente tuvo que reírse a carcajadas.

Esa risa casi sonó liberadora porque estaba contento de haber superado sus inhibiciones. Y su esposa Amelie ahora daba una impresión relajada y feliz.

¡Sexo! ¡Siempre y en todas partes solo sexo!

Este viejo eslogan ya no molestó a Gabriel. Él creía que todos deberían disfrutar del sexo, incluso si a veces traspasa los límites de la normalidad.

¡Porque solo así fue una estimulante aventura sexual!

¡Y esta noche tenía otro por delante!

Debe ser algo muy especial...